MINISTÈRE DE L'INSTRUCTION PUBLIQUE

CAISSE NATIONALE DES RECHERCHES SCIENTIFIQUES

RECHERCHES SUR L'ÉPURATION BIOLOGIQUE ET CHIMIQUE DES EAUX D'ÉGOUT

EFFECTUÉES A L'INSTITUT PASTEUR DE LILLE ET A LA STATION EXPÉRIMENTALE DE LA MADELEINE

PAR

LE Dr A. CALMETTE
Membre correspondant de l'Institut et de l'Académie de Médecine

AVEC LA COLLABORATION DE MM.

E. ROLANTS
Chef de laboratoire à l'Institut Pasteur de Lille

E. BOULLANGER
Chef de laboratoire à l'Institut Pasteur de Lille

F. CONSTANT
Préparateur à l'Institut Pasteur de Lille

L. MASSOL
Chef de laboratoire à l'Institut Pasteur de Lille

CINQUIÈME VOLUME

PARIS
MASSON ET Cie, ÉDITEURS
120, BOULEVARD SAINT-GERMAIN

1910

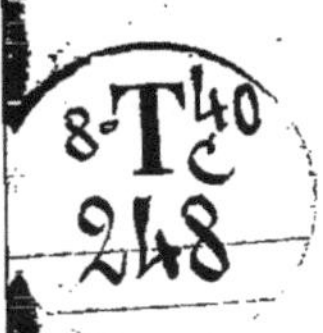

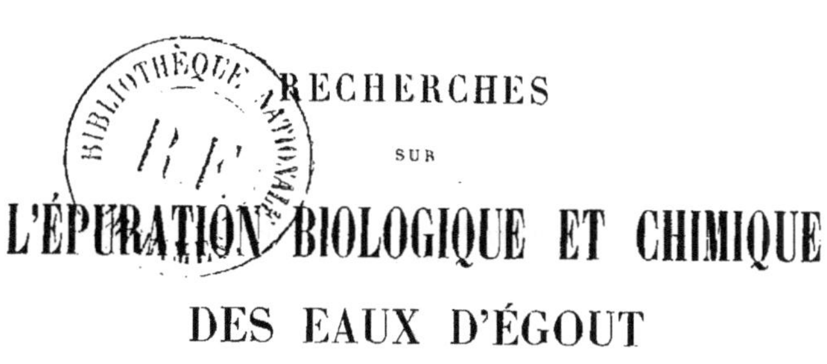

RECHERCHES

SUR

L'ÉPURATION BIOLOGIQUE ET CHIMIQUE

DES EAUX D'ÉGOUT

A LA MÊME LIBRAIRIE

63152. — Imprimerie Lahure, 9, rue de Fleurus, à Paris.

MINISTÈRE DE L'INSTRUCTION PUBLIQUE

CAISSE NATIONALE DES RECHERCHES SCIENTIFIQUES

RECHERCHES

SUR

L'ÉPURATION BIOLOGIQUE ET CHIMIQUE DES EAUX D'ÉGOUT

EFFECTUÉES A L'INSTITUT PASTEUR DE LILLE
ET A LA STATION EXPÉRIMENTALE DE LA MADELEINE

PAR

LE Dr A. CALMETTE
Membre correspondant de l'Institut et de l'Académie de Médecine

AVEC LA COLLABORATION DE MM.

E. ROLANTS
Chef de laboratoire à l'Institut Pasteur de Lille

E. BOULLANGER
Chef de laboratoire à l'Institut Pasteur de Lille

F. CONSTANT
Préparateur à l'Institut Pasteur de Lille

L. MASSOL
Chef de laboratoire à l'Institut Pasteur de Lille

CINQUIÈME VOLUME

PARIS
MASSON ET Cie, ÉDITEURS
120, BOULEVARD SAINT-GERMAIN
1910

INTRODUCTION

Depuis l'année 1902, dans une série de mémoires publiés par la *Revue d'hygiène* et successivement dans les quatre précédents volumes de ces *Recherches*, nous avons fait connaître les résultats de nos expériences poursuivies à la station expérimentale de la Madeleine sur l'épuration biologique des eaux d'égout.

On sait que le principe de cette épuration consiste à réaliser la minéralisation rapide des matières organiques contenues dans les eaux d'égout, au moyen d'un système d'épandage intermittent sur un sol artificiel, véritable support microbien, particulièrement apte au développement et au travail intensif des ferments nitrificateurs.

La méthode, dérivée des travaux du chimiste anglais *Dibdin*, a été appliquée avec succès par de nombreuses villes anglaises, allemandes et américaines, à l'épuration des eaux d'égout urbaines. On compte actuellement plus de 250 villes anglaises et 64 villes allemandes qui l'ont adoptée dans des conditions un peu différentes les unes des autres et qui s'en déclarent très satisfaites. En France, rien ou presque rien n'a été fait encore dans cet ordre d'idées, soit parce que les municipalités y sont trop indifférentes aux questions d'assainissement, soit parce qu'on a cru tout d'abord trouver dans l'utilisation agricole une solution plus convenable. Or l'expérience prouve que celle-ci ne peut être pratiquée que dans les cas tout à fait exceptionnels où l'on dispose, au voisinage immédiat des villes, de terrains peu coûteux, faciles à drainer et à cultiver, d'une perméabilité parfaitement homogène. En dehors de ces conditions, l'épandage avec irrigation culturale expose les nappes souterraines et les rivières à des pollutions particulièrement graves, de sorte qu'on est obligé d'y renoncer. En conséquence, dans l'immense majorité des cas, on ne peut réaliser l'épuration des eaux d'égout que par les nouveaux procédés biologiques artificiels, les traitements chimiques étant beaucoup trop coûteux et ne permettant d'ailleurs pas de *minéraliser les matières organiques putrescibles* qui se trouvent à l'état de solution dans les eaux d'égout.

Les recherches que nous avons effectuées ont fait connaître comment l'épuration biologique pouvait être *pratiquement* et *économiquement* réalisée. Mais, chaque jour, chaque nouvelle expérience nous apporte de nouveaux progrès, nous fournit de nouvelles indications. Aussi, grâce aux moyens précieux d'étude que la Caisse Nationale des Recherches Scientifiques met à notre disposition, espérons-nous pouvoir continuer à déterminer avec plus de précision encore les conditions de cette épuration et les résultats qu'on doit en attendre.

Parallèlement à nos essais d'ordre pratique, nous poursuivons au laboratoire l'étude des questions théoriques qui se rattachent au problème de l'épuration.

Ce cinquième volume résume nos travaux de l'année 1909. Nous y avons condensé en outre, dans un chapitre à part, les chiffres fournis par ceux des années antérieures et nous nous sommes efforcés, comme précédemment, de tenir le lecteur au courant de toutes les études faites à l'étranger sur le même sujet.

Nous sommes amplement récompensés de nos efforts par l'accueil bienveillant fait à ces *Recherches* par les hygiénistes publics et les ingénieurs sanitaires de tous les pays [1].

Dr A. CALMETTE.

[1] Les deux premiers volumes de ces *Recherches* sont actuellement épuisés en librairie, mais nous espérons pouvoir répondre au désir des hygiénistes en préparant, pour une époque peu éloignée, la publication d'une monographie de *l'épuration des eaux usées, urbaines et industrielles.*

RECHERCHES

SUR

L'ÉPURATION BIOLOGIQUE ET CHIMIQUE DES EAUX D'ÉGOUT

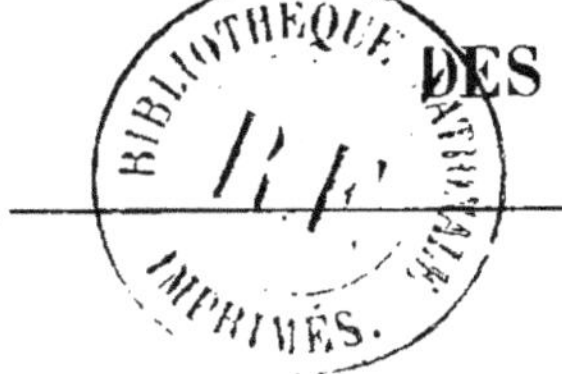

CHAPITRE PREMIER

ÉTAT ACTUEL DE LA QUESTION DE L'ÉPURATION DES EAUX D'ÉGOUT ET LA STATION EXPÉRIMENTALE DE LA MADELEINE

L'arrondissement de Lille est peu favorisé pour l'évacuation des eaux usées, car il n'est arrosé que par deux rivières canalisées, la *Deûle* et la *Lys* et leurs petits affluents. La *Deûle*, en aval de Lille, reçoit la *Marque*.

Le canal de la *Deûle* traverse la partie la plus riche du plus riche département de la France, celle où la population est le plus dense et où l'on rencontre le plus d'établissements industriels. Les causes de pollution sont nombreuses; aussi les eaux sont-elles très contaminées, et les poissons les ont depuis longtemps abandonnées.

Avant son arrivée à Lille, la *Deûle* reçoit les aqueducs et les naviettes chargées d'eaux ménagères et d'eaux résiduaires industrielles, principalement la naviette de Seclin et les aqueducs d'Haubourdin, de Loos et de Lomme. A ces causes d'infection il faut ajouter le tout à l'égout pratiqué par les bateliers qui sillonnent en grand nombre le canal. Les eaux, très contaminées en amont de Lille, le sont bien plus lorsqu'elles ont reçu les 30 000 m^3 d'eaux d'égout de Lille et de ses faubourgs.

Si la *Deûle* était une rivière à courant très rapide et à grand débit, le mal serait peut-être supportable; mais, quand on songe que son débit peut tomber à l'étiage à 2 m³ par seconde et que, de plus, les retenues, partielles en temps ordinaire, et complètes pendant les périodes de sécheresse, forcent les eaux à la stagnation, on comprend que toutes les boues entraînées, déposées dans le lit de la rivière, y fermentent et dégagent des odeurs nauséabondes.

Cette situation suscita de nombreuses réclamations qui amenèrent la formation en 1901 d'un *Consortium* de propriétaires et de communes riverains des trois rivières de l'arrondissement, la *Deûle*, la *Marque* et la *Lys*, lequel se préoccupa, concurremment avec l'Union des Syndicats de pêcheurs à la ligne de France, d'organiser une campagne pour empêcher les déversements d'eaux résiduaires dans les cours d'eau[1].

Mais il ne suffit pas de créer un mouvement d'opinion favorable et il était avant tout indispensable de pouvoir indiquer aux intéressés comment il leur serait pratiquement possible de se débarrasser de leurs résidus. C'est pourquoi l'Institut Pasteur de Lille fut prié d'entreprendre l'étude des meilleurs systèmes d'épuration et, grâce à des subsides importants accordés par la *Caisse nationale des recherches scientifiques*, il s'efforça de solutionner le problème, hors du laboratoire, à la *station expérimentale de la Madeleine*.

*
* *

Par le terme *épuration* d'eau d'égout on doit comprendre, non pas une clarification plus ou moins parfaite, comme on l'obtient avec certains réactifs chimiques, mais l'*élimination aussi complète que possible de toutes les matières putrescibles, soit solides, soit en dissolution, susceptibles de nuire à la vie des poissons ou des plantes et de compromettre la santé publique.*

L'épuration des eaux d'égout doit donc aboutir à la *trans-*

(1) C'est en grande partie aux efforts personnels de M. Ory, président du Consortium d'assainissement du Nord, qu'est due l'intervention active des pouvoirs publics dans cette question de l'assainissement des rivières.

M. Ory a publié en 1902 (Lille, Imp. Lefèvre-Ducrocq) un livre intitulé : *Documents relatifs au Consortium de riverains de la Deûle, de la Marque et de la Lys*, dans lequel il fait l'historique et les résultats de la campagne qu'il a entreprise.

formation des matières organiques en leurs éléments minéraux, imputrescibles. Or les seuls agents qui permettent d'obtenir pratiquement ce résultat sont les *microbes*. Ce sont les *microbes* qui sont les agents de décomposition de tous les détritus, végétaux ou animaux, enfouis dans la terre ou abandonnés à la surface ; c'est aussi principalement à leur action qu'est due l'épuration dite *spontanée* des rivières et des fleuves dans lesquels sont déversés les déchets de la vie.

Les eaux d'égout forment un milieu contenant les matières organiques les plus diverses, depuis les plus complexes, voisines de l'état vivant, jusqu'aux plus simples. Pour les détruire, il faut le concours successif et pratiquement simultané d'une infinité d'espèces de microbes. Les unes commencent la dégradation, les autres la continuent, et, de proche en proche, on arrive à la production d'éléments simples ou de combinaisons que nous sommes habitués à classer parmi les composés minéraux.

Les substances ternaires, telles que la cellulose, les sucres, etc., sont brûlées intégralement et donnent de l'acide carbonique et de l'eau. Les matières azotées subissent des transformations analogues, mais les derniers termes de désintégration sont l'azote, l'ammoniaque et l'acide carbonique. Encore, dans ce dernier cas, le dernier stade n'est-il pas accompli, car l'ammonniaque, sous l'influence de nouvelles espèces de ferments, s'oxyde pour donner de l'acide nitrique.

Tous les microbes capables de concourir à l'épuration existent normalement dans les eaux d'égout, et, pour s'en convaincre, il suffit d'en abandonner dans un vase ouvert pour qu'au bout d'un temps, ordinairement très long (2 à 3 mois), la matière organique ait disparu et ait été remplacée par des nitrates, seuls témoins de ces transformations. Placés dans des conditions favorables, ces microbes peuvent produire les mêmes effets d'épuration en un temps très court : c'est ce qu'on observe dans l'irrigation culturale et dans les procédés biologiques artificiels.

L'*épuration par le sol* (épandage, irrigation culturale) est connue depuis des siècles en Italie (*Marcites* de Milan) et en Espagne (*Huertas* de Valence), elle fut employée avec des succès divers en Angleterre et en Allemagne et l'est encore à

Paris et à Reims en France. On a constaté que, bien dirigée, elle peut augmenter la fertilité du sol et donner une eau presque pure, mais, pour obtenir ce résultat, il faut tenir compte de certaines conditions qu'il est très rarement possible de remplir.

On peut épurer les eaux d'égout sur sol *nu* ou sur sol *cultivé*. Cependant il faut que ce sol ait les qualités requises, c'est-à-dire qu'il soit suffisamment poreux et bien aéré. Les terres composées de sable et d'argile, ou de calcaire et d'argile, conviennent très bien pourvu qu'elles soient drainées, ce qui les assainit en les asséchant et les aérant.

Il semble plus rationnel d'utiliser les terrains ainsi irrigués pour la culture, car les eaux d'égout y apportent des principes fertilisants. Aussi c'est presque toujours l'*irrigation culturale* qui est pratiquée. La dose d'irrigation est très variable suivant les sols et suivant les cultures; il est admis qu'elle ne doit pas dépasser 40 000 mètres cubes par hectare et par an pour les terrains très favorables d'Achères et de Gennevilliers (Paris). En Angleterre et en Allemagne on a reconnu que la dose devait être seulement de 12 000 à 15 000 mètres cubes par hectare et par an.

Toutes les cultures ne peuvent pas supporter le même volume d'eau d'égout; ainsi M. Vincey a montré que, si les prairies permanentes absorbent sans peine plus de 4 fois la dose légale de 40 000 mètres cubes par hectare et par an, les pommes de terre ne peuvent en recevoir que la moitié et les asperges le quart (domaines de la Ville de Paris).

Il est une cause qui doit faire souvent renoncer à cette méthode d'épuration : c'est la crainte de contaminer les nappes aquifères souterraines. Le sol n'est pas d'une composition uniforme; chaque couche dont il se compose a des épaisseurs différentes suivant les lieux, et présente des cassures, des failles, dans lesquelles les eaux d'égout peuvent s'engouffrer pour aller directement rejoindre les eaux des nappes aquifères utilisées pour l'alimentation. Comme les eaux d'égout charrient fréquemment des microbes pathogènes, elles peuvent donc propager de graves épidémies.

Même si l'épuration est certaine et la protection des nappes aquifères assurée, il y a lieu d'interdire sur les champs irrigués la culture de tout légume ou fruit destiné à être consommé cru, car leur ingestion n'est pas sans dangers. L'irrigation doit se faire sur les terres de grande culture ou dans les prairies. Dans ce dernier cas, on met entre l'homme et le végétal une sorte de filtre animal, l'herbivore, chargé de retenir les microbes pathogènes; mais les travaux récents, montrant le danger de l'ingestion de bacilles tuberculeux, laissent la question à l'étude.

L'irrigation culturale exige malheureusement des surfaces de terrains considérables : on ne traite que 11 *litres par mètre carré et par jour* dans les domaines de la Ville de Paris. Berlin moins encore : 4 à 5 litres seulement. Dans une région surpeuplée comme l'arrondissement de Lille, où du reste les terrains de nature argileuse s'y prêteraient mal, il serait très difficile et en tout cas extrêmement coûteux de trouver les surfaces nécessaires pour l'épuration des eaux d'égout des villes.

La difficulté et quelquefois l'impossibilité de pratiquer l'épuration des eaux d'égout par le sol a conduit à rechercher si, par certains dispositifs, on ne pouvait pas mettre en œuvre les mêmes agents, mais de façon à leur faire produire leur maximum du travail sur le minimum d'espace possible. C'est ce qu'on a pu réaliser par les *procédés biologiques artificiels*.

Si les eaux d'égout ne charriaient pas des quantités quelquefois considérables de matières organiques et minérales en suspension, l'épuration serait très facile. Malheureusement les boues gênent l'irrigation culturale par le *colmatage* plus ou moins rapide qu'elles forment dans les billons ou canaux de distribution, ce qui oblige à des remaniements fréquents. Il en serait de même sur les sols artificiels dont il sera parlé plus loin.

L'épuration des eaux d'égout doit donc comprendre deux opérations distinctes : 1° la séparation des matières solides ; 2° le traitement des eaux décantées sur un sol artificiel, dans lequel la matière organique dissoute sera détruite.

Une installation d'épuration biologique se compose ordinairement de *chambres à sables*, de *fosses septiques* et de *lits bactériens*.

Les *chambres à sable* sont des bassins de petites dimensions dans lesquels les eaux d'égout, par un séjour très peu prolongé, abandonnent les matières lourdes composées surtout de matières minérales imputrescibles : sables, graviers, scories, etc....

Les *fosses septiques* ont une capacité beaucoup plus grande, qu'on admet devoir être en moyenne égale au volume des eaux d'égout traitées par 24 heures. Les eaux, en s'écoulant lentement dans ces fosses, laissent déposer toutes les matières en suspension, et en général l'effluent qui en sort en est débarrassé. Parmi ces matières, les unes, très légères, viennent flotter à la surface, et y forment une croûte plus ou moins épaisse ; les autres s'accumulent au fond des fosses. Par suite des fermentations qui s'établissent très rapidement dans les eaux d'égout, les microbes anaérobies et aérobies facultatifs se trouvent dans des conditions favorables à leur pullulation. Ils attaquent la matière organique des boues dont ils solubilisent et principalement gazéifient une grande partie, ce qui a été démontré par de nombreuses expériences. Cette destruction de la matière organique des boues est très importante à deux points de vue : d'abord leur accumulation est moins rapide dans les fosses, ce qui n'oblige pas à de fréquents dragages ; ensuite ces boues draguées, contenant principalement des produits minéraux avec un résidu de matière organique qui a résisté à l'action des microbes, peuvent être manipulées sans avoir l'inconvénient de répandre les odeurs désagréables des produits en décomposition.

L'épuration proprement dite s'accomplit sur les *lits bactériens*. Tandis que, dans les fosses septiques, les ferments anaérobies ou mixtes ont, à l'abri de l'air, produit leur action de désintégration de la matière solide, dans ces lits, au libre contact de l'air, d'autres ferments détruisent par oxydation la matière organique soluble. Comme il est indispensable que les microbes aient en abondance à leur disposition l'oxygène de l'air, les lits bactériens sont formés de matériaux laissant entre eux de nombreux espaces libres. Ce ne sont pas des filtres, ainsi qu'on les désigne improprement parfois, car le volume d'eau qu'ils peuvent recevoir est très limité : ce sont des *supports microbiens à surface multipliée*.

On admet actuellement que, lorsque les eaux d'égout sont déversées sur les lits bactériens, par suite d'une action de surface, les matières organiques sont retenues sur les matériaux et que, si les déversements sont intermittents, lorsque l'eau s'est écoulée, les microbes brûlent ces matières organiques par oxydation. Cette oxydation donne avec les matières hydrocarbonées de l'acide carbonique et de l'eau; pour les matières azotées il y a en plus production de nitrates.

On choisit généralement, comme matériaux pour la construction des lits bactériens, les scories ou mâchefers, car ils sont peu coûteux et possèdent une très grande surface. On peut leur substituer des pierres dures ou calcaires ou des briques cassées en gros fragments, suivant les conditions locales.

Les *lits bactériens de contact* ont été les premiers employés. Ce sont des bassins étanches contenant, sur un fond bien drainé, des scories ou autres matériaux sur une hauteur de 1 mètre et qui ne doit pas dépasser 1^{m},50. Ils fonctionnent par intermittences réglées de la façon suivante : les eaux sont déversées à la surface du lit jusqu'à ce qu'elles occupent tous les interstices entre les scories ; ce remplissage ne doit pas durer plus d'une heure ; les eaux restent alors *en contact* avec les matériaux pendant deux heures, puis on les laisse écouler, soit à la rivière si l'épuration est jugée suffisante, soit sur un autre lit identique placé en contre-bas. La vidange doit ainsi durer une heure. Il est alors nécessaire de laisser le lit s'aérer pendant quatre heures pour permettre l'oxydation de la matière organique. Après ce temps, on peut opérer un nouveau remplissage, ce qui fait *trois remplissages par 24 heures*. Suivant la composition des eaux, on leur fait subir un, deux, trois et même quelquefois quatre *contacts* sur un, deux, trois ou quatre lits successifs.

Cette méthode a deux graves défauts : elle oblige à des manœuvres de vannes pour remplir ou vider les lits (il est vrai qu'on a inventé des appareils automatiques, mais ces derniers ne donnent pas toujours satisfaction car ils sont réglés, non pas suivant le temps de contact, mais par le volume d'eau à épurer). Elle est, de plus, très coûteuse. Ajoutons qu'il est souvent impossible, par suite de manque de dénivellation des terrains, de multiplier suffisamment les contacts.

Les *lits bactériens à percolation* n'offrent pas ces inconvénients. Ils consistent en lits de scories ou d'autres matériaux poreux placés, non dans un bassin étanche, mais entre de petits murs ajourés, permettant la libre circulation de l'air. Ils ont une plus grande profondeur : 1m,50 au moins, 2 mètres et plus si cela est possible. Le déversement des eaux à la surface du lit, au lieu de se faire par grande masse, est réglé de telle façon que les matériaux soient, par intermittences, mouillés et non immergés. La répartition doit s'effectuer aussi également que possible et de nombreux appareils ont été inventés dans ce but. On verra plus loin comment elle a été réalisée à la station expérimentale de la Madeleine.

Lorsque la répartition est bonne, que les déversements ont lieu à des intervalles convenablement réglés, l'effluent qui s'écoule de ces lits est limpide et imputrescible. Il contient encore les nombreux microbes qui ont concouru à l'épuration, mais il a été démontré que cet effluent, lorsque cela est nécessaire (par exemple en temps d'épidémie), peut être stérilisé par l'addition d'une très petite quantité de chlore.

Si on compare les surfaces nécessaires pour l'épuration, on voit que, *par les lits bactériens de contact*, on peut épurer 1 mètre cube par mètre carré et par jour pour un seul contact ou 500 litres par mètre carré et par jour pour deux contacts, ce qui est le cas le plus fréquent. Avec *les lits bactériens à percolation*, on peut traiter aisément au moins 1 *mètre cube par mètre carré et par jour*, souvent bien davantage, jusqu'à plus de 4 mètres cubes. Si on compte une surface égale pour les fosses septiques et divers dégagements, on peut donc traiter 1 825 000 mètres cubes par hectare et par an. Pour l'irrigation culturale, la dose légale dans les domaines de la Ville de Paris est de 40 000 mètres cubes par hectare et par an, soit 45 *fois moins*.

L'épuration par le sol, dans les conditions les plus favorables, permet d'obtenir un effluent mieux épuré que par les procédés biologiques artificiels, mais il n'est pas nécessaire d'exiger la perfection. Un effluent imputrescible entraîne avec lui les ferments qui continuent l'épuration dans les cours

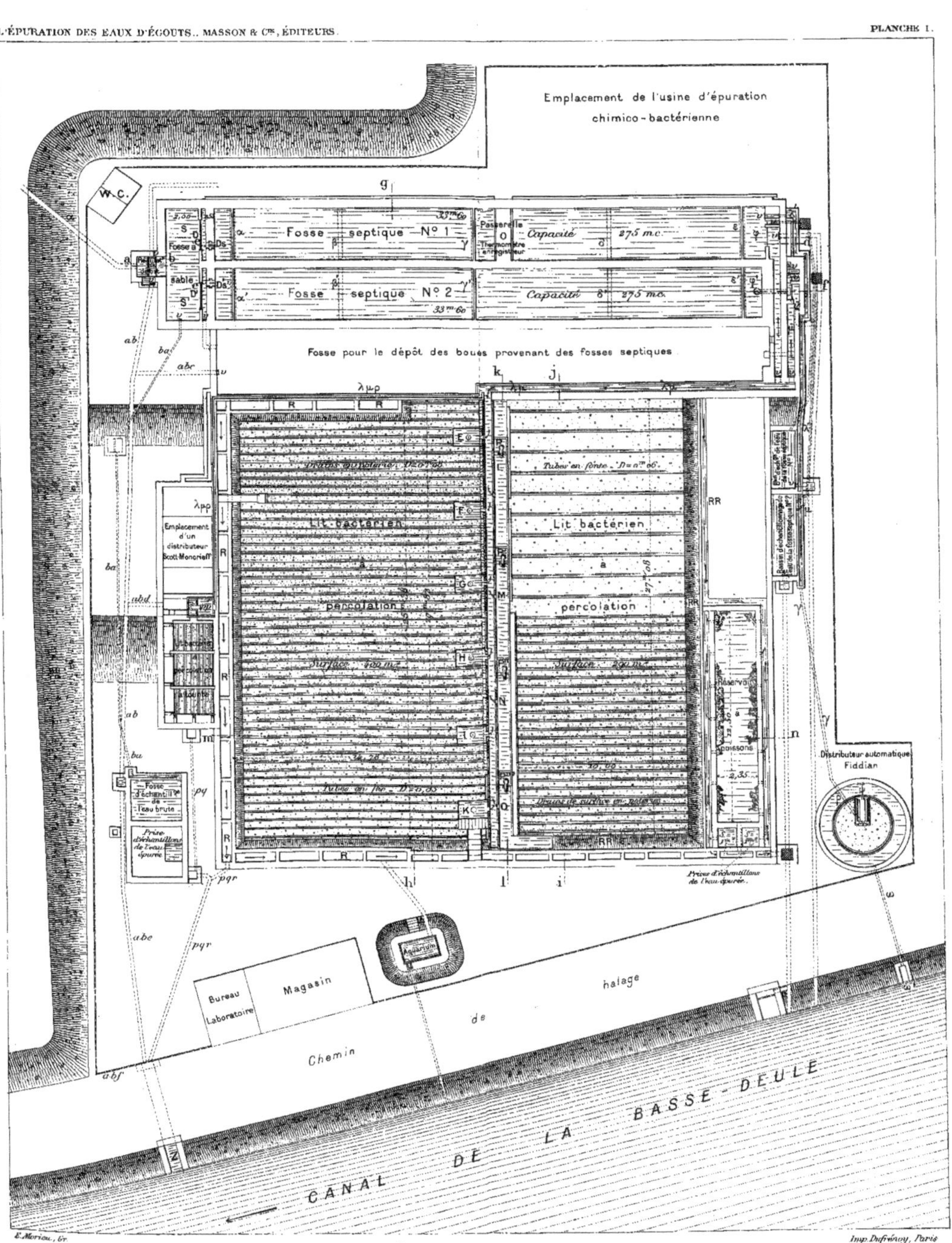

E. Morieu, Gr. Imp. Dufrénoy, Paris

STATION EXPÉRIMENTALE DE LA MADELEINE.

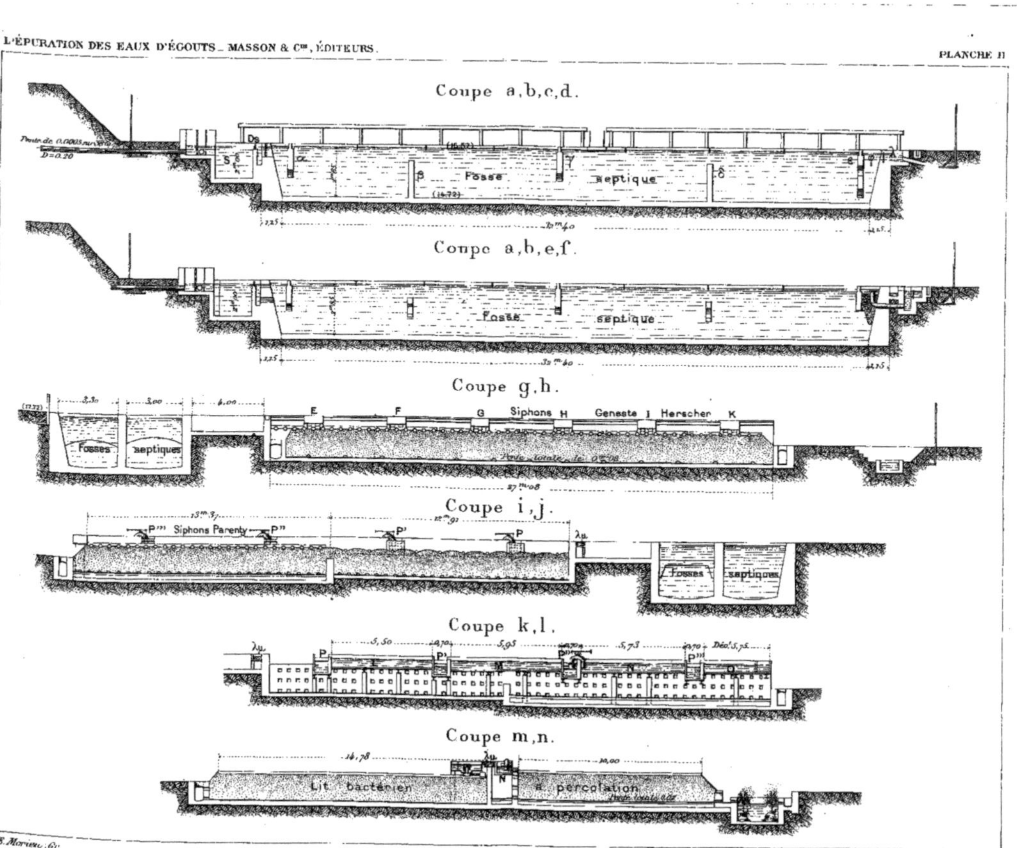

E. Morieu, Gr.

STATION EXPÉRIMENTALE DE LA MADELEINE.

Lith. Dufrénoy, Paris.

d'eau et, aussitôt que la matière organique est détruite, la vie microbienne cesse. Le grand avantage des procédés biologiques est de pouvoir être établis partout, quelles que soient les conditions locales, et de donner, lorsque l'installation a été bien comprise, des résultats satisfaisants.

Il est cependant des cas où l'on doit préférer aux procédés microbiens les procédés mécanico-chimiques, par exemple, lorsque les eaux d'égout sont formées principalement d'eaux résiduaires industrielles qui contiennent des substances capables de nuire au développement des microbes, comme les acides, les antiseptiques et les graisses. Pour ce dernier cas, les eaux de l'*Espierre* (*Roubaix-Tourcoing*), en France, celles de *Bradford*, en Angleterre, sont des exemples dont il sera longuement parlé plus loin.

STATION EXPÉRIMENTALE DE LA MADELEINE

(Planches I et II).

Depuis le mois de mars 1904, époque à laquelle furent commencés les travaux de construction de la station de la Madeleine jusqu'à présent, l'expérience a permis de réaliser de multiples perfectionnements.

La station expérimentale comprenait au début : deux fosses septiques de 250 mètres cubes de capacité chacune, l'une ouverte à l'air libre, l'autre couverte ; un bassin collecteur de 50 mètres cubes de capacité ; 4 lits bactériens de contact pouvant recevoir chacun 68 mètres cubes d'eau à chaque remplissage ; plusieurs petits lits d'expériences ; une installation d'épuration chimique avec force motrice pour élever l'eau avec deux bassins de décantation ; des bassins de jauge et un magasin-laboratoire.

Des essais encourageants sur un petit lit d'expérience firent adopter, l'année suivante, la transformation de 2 lits de contact en un grand lit percolateur alimenté par des réservoirs de chasses automatiques. Cette disposition permit de comparer les résultats d'épuration obtenus avec la même eau par lits de contact et par lits percolateurs.

Sauf les modifications toutes récentes (fin 1909) qui seront décrites plus loin, le plan actuel comprend les dispositions suivantes :

Les eaux résiduaires d'une partie de la Madeleine sont dérivées par un barrage dans l'égout qui se rendait primitivement à la Deûle; elles traversent une grille destinée à retenir les corps flottants volumineux, puis un régulateur système Parenty, qui règle le volume des eaux admises de manière que celui-ci n'excède pas le volume déterminé pour les expériences. A la sortie du régulateur, les eaux se divisent en deux courants, lesquels traversent d'abord des fosses à sables où elles abandonnent les matières lourdes et imputrescibles (sables, graviers, scories, etc.), pour tomber ensuite dans deux fosses septiques, ouvertes à l'air libre, d'une capacité utile de 282 mètres cubes chacune. Les eaux séjournent de 20 à 24 heures dans ces fosses. Elles y abandonnent toutes les matières en suspension qu'elles avaient entraînées. Ces matières en suspension se déposent au fond des fosses ou flottent à la surface, et la partie organique, en fermentant, se gazéifie ou se solubilise.

Parallèlement aux fosses, se trouve l'ancien bassin collecteur qui sert de dépôt pour les boues extraites des fosses par dragage une fois par an.

Au sortir des fosses, l'effluent est conduit par un canal perpendiculaire à la direction des fosses et, de chaque côté de ce canal, se trouvent les lits bactériens. Les premiers établis ont 400 mètres carrés de superficie; ils sont alimentés par des siphons de chasses automatiques, système *Geneste Herscher*, qui déversent l'eau dans des canalisations de surface faites de drains posés bout à bout sans rejointoiement. Ces lits sont formés, sur $1^{m},58$ de hauteur, de scories criblées sans poussières, et soutenus par 3 murs ajourés.

Les nouveaux lits percolateurs, d'une superficie de 290 mètres carrés, diffèrent des précédents en ce que les matériaux sont formés de 3/4 de scories criblées et de 1/4 de pierres calcaires. La distribution se fait au moyen de quatre siphons automatiques de *Parenty*. Sur une moitié de ces lits, l'eau jaillit de tubes en fonte percés de trous en quinconce; sur l'autre moitié, l'eau s'écoule par les joints de conduite des drains.

Des bassins spéciaux, de faible capacité, permettent le prélèvement d'échantillons moyens de l'eau brute, de l'effluent de chacune des fosses septiques et de chacun des lits bactériens.

Dans un coin de la station se trouve un distributeur *Fiddian*. Il se compose d'une roue cylindrique, dont toute la surface porte une série d'augets. Le remplissage successif de ceux-ci détermine un mouvement circulaire d'autant plus rapide que l'eau à épurer arrive en plus grande quantité. L'alimentation des augets s'effectue par des déversoirs formant vases communiquant avec un réservoir axial. Les augets se vident successivement à la surface des scories, au fur et à mesure que la rotation de l'appareil s'effectue.

Les recherches [1] précédemment effectuées à l'Institut Pasteur et à la station expérimentale de la Madeleine ont donné les résultats principaux suivants :

Les analyses comparatives des effluents des fosses septiques, ouverts ou couverts, ont montré que les fermentations anaérobies sont sensiblement aussi actives dans les deux cas ; par suite, on peut, dans la construction de ces fosses, éviter le plus souvent les frais de couverture.

Dans un premier travail (1905), l'étude des transformations qui s'effectuent dans la fosse septique a permis de constater que le carbone organique diminue pendant le séjour des eaux d'égout dans cette fosse. Il en est de même, mais d'une façon moins nette, pour l'azote organique. Par contre, l'ammoniaque augmente, ce qui prouve l'action fermentative des germes anaérobies.

Cette question a été reprise sous une autre forme (1908) en considérant ce que deviennent les boues entraînées par les eaux d'égout pendant leur séjour dans la fosse septique. De nombreuses analyses ont permis d'établir que 42,8 pour 100 de la matière organique des boues disparaissent, soit par solubilisation, soit plutôt par gazéification, et que même les matières grasses sont décomposées à peu près dans les mêmes propor-

(1) Dr A. CALMETTE, avec la collaboration de E. Rolants, F. Constant, E. Boullanger et L. Massol. — *Recherches sur l'épuration biologique et chimique des eaux d'égout*. Paris, Masson et Cie, 1905, 1907, 1908, 1909, 1er Supplément 1908.

tions. Les gaz qui se dégagent sans cesse des fosses septiques se composent d'un mélange d'acide carbonique 4,5 pour 100, méthane 47,8 pour 100, hydrogène 22,9 pour 100 et azote 24,8 pour 100. Dans une fosse septique de 260 mètres cubes de capacité, il s'est dégagé pendant six mois environ 2000 mètres cubes de gaz. Ces gaz sont combustibles et dans quelques installations à l'étranger on les a recueillis et utilisés pour l'éclairage ou pour produire la force motrice.

La nitrification, c'est-à-dire l'oxydation finale des composés azotés, qui est le témoin d'une bonne épuration, a été étudiée à deux points de vue différents. D'abord les cultures pures ont permis de déterminer d'une façon précise l'action des ferments nitreux et nitriques qui concourent à cette oxydation. Ensuite, des expériences en milieu impur, sur des lits bactériens au large contact de l'air, ont montré quels composés pouvaient favoriser ou empêcher la nitrification. D'après ces données, on peut savoir si une eau d'égout ou une eau résiduaire industrielle peut donner lieu à la production de nitrates, suivant les composés que ces eaux renferment.

En 1906, la comparaison de très nombreux résultats d'analyses a permis de montrer d'une façon très nette, en traitant une même eau d'égout, que l'épuration obtenue dans les lits bactériens percolateurs était de beaucoup supérieure à celle que donnaient les lits bactériens de contact. Les lits bactériens percolateurs sont de plus en plus adoptés pour l'épuration des eaux d'égout, et le dispositif employé à la Madeleine est simple, robuste et efficace.

De l'ensemble de tous les résultats obtenus, il a été possible de déduire un certain nombre de règles permettant de construire des lits percolateurs capables d'épurer ces eaux, et on a pu se baser sur elles pour établir la valeur comparée de l'épandage agricole et de l'épuration biologique.

Des expériences de laboratoire, continuées sur de grands volumes dans quelques usines, ont montré que l'on pouvait épurer, sous certaines conditions, les eaux résiduaires industrielles chargées de matières organiques, comme les eaux résiduaires d'amidonnerie et de distilleries de betteraves.

L'exposé et l'étude des dispositifs d'épuration adoptés à

l'étranger ont montré toute la variété d'application de ces procédés suivant la composition des eaux à épurer.

Les procédés chimiques peuvent, lorsqu'ils sont appliqués judicieusement, comme l'a fait M. le professeur *Buisine*, donner des résultats d'épuration appréciables; ils sont même dans certains cas les seuls applicables.

La publication des résultats d'analyses journalières des échantillons prélevés à la station de la Madeleine a fourni aux hygiénistes qui se préoccupent de ces questions des données suffisantes pour leur permettre de se former une opinion sur la valeur réelle des procédés biologiques d'épuration des eaux d'égout.

Toutes ces recherches ont nécessité l'établissement de méthodes d'analyses appropriées aux eaux d'égout et avec leur publication nous avons indiqué les renseignements que l'on pouvait tirer des résultats obtenus.

CHAPITRE II

RÉSULTATS ANALYTIQUES DES EXPÉRIENCES DE LA MADELEINE EN 1908-1909

EAU D'ÉGOUT BRUTE — EFFLUENT DES FOSSES SEPTIQUES — EFFLUENT DES LITS BACTÉRIENS A SIPHONS PERCOLATEURS

Du 4 août 1908 au 27 juin 1909, nous avons continué à faire chaque jour le contrôle de l'épuration. Comme précédemment, les analyses ont porté sur :

1° L'oxygène emprunté au permanganate en 4 heures ;
2° L'oxygène emprunté au permanganate en 3 minutes avant et après incubation à 30 degrés (pour les eaux épurées seulement) ou indice de putrescibilité ;
3° L'ammoniaque ;
4° Les nitrates ;
5° Les nitrites.

En outre, en octobre et novembre 1908, et janvier, février, avril, mai et juin 1909, pendant une période de sept jours chaque mois, nous avons effectué les déterminations suivantes :

6° Matières organiques et minérales en suspension dans l'eau brute ;
7° Oxydabilité à chaud au permanganate (matières organiques en solution, double dosage en solution acide et en solution alcaline) ;
8° Azote organique total et dissous ;
9° Carbone organique total et dissous ;
10° Alcalinité.

Les méthodes employées pour ces analyses ont été décrites en détail et commentées dans le premier supplément de ces *Recherches* (1).

Pendant le premier semestre, la partie ancienne des lits bactériens à percolation, alimentée par les siphons Geneste Herscher, a seule fonctionné. Bien que l'installation des nouveaux lits bactériens à percolation fût terminée au début de janvier, nous n'avons commencé les analyses que lorsque le réglage des siphons Parenty fut parfait, c'est-à-dire le 15 février. Aussi, pour permettre les comparaisons, les moyennes annuelles ont été séparées en deux périodes, l'une du 3 août 1908 au 14 février 1909, l'autre du 15 février au 27 juin 1909. Les moyennes par semaine ont été rapportées, comme les années précédentes, dans les tableaux et courbes qui suivent.

Les quantités d'eau épurées ont été très variables, de 200 à 400 mètres cubes en semaine avec, comme maximum, 700 mètres cubes par grande pluie. Nous rappelons que le système d'égouts de la Madeleine est unitaire, avec apport d'une grande quantité d'eaux résiduaires industrielles.

Les analyses ont toujours été effectuées en prélevant des échantillons moyens de vingt-quatre heures dans les bassins d'échantillonnage.

Le tableau 1 indique les résultats fournis par les analyses complètes de sept périodes de sept jours chacune.

Les autres tableaux et graphiques ont été établis d'après les moyennes par semaine.

Tous les résultats sont donnés en milligrammes par litre.

Pour ne pas multiplier les chiffres, nous avons, sauf pour les analyses complètes, pris les moyennes des résultats obtenus pour les effluents des deux fosses septiques.

Les lits bactériens à percolation sont désignés de la façon suivante : lits anciens ; lits nouveaux composés de scories et calcaire : N° 1, alimentés par tubes en fonte perforée ; N° 2, alimentés par drains.

(1) Paris, Masson et Cie, éditeurs, 1908.

TABLEAU I. — **Périodes d'analyses complètes**

DATE DE LA PRISE	NATURE DE L'ÉCHANTILLON	VOLUME MOYEN EN MÈTRES CUBES PAR 24 HEURES PENDANT LES 7 JOURS	VOLUME MOYEN EN MÈTRES CUBES PAR 24 HEURES EN SEMAINE	ALCALINITÉ EN CO^3Ca	MATIÈRES EN SUSPENSION		
					ORGANIQUES	MINÉRALES	[illegible]
Du 11 au 17 octobre 1908.	Eau brute	414,4	482,0		109,4	122,6	[illegible]
	Effluent de la fosse septique N° 1	207,2	241,0		traces	traces	[illegible]
	— N° 2	207,2	241,0		traces	traces	[illegible]
	Effluent des lits bactériens à percolation	207,2	241,0		»	»	»
Du 30 novembre au 6 décembre 1908.	Eau brute	296,0	344,0	»	196,0	186,0	[illegible]
	Effluent de la fosse septique N° 1	148,0	172,0	»	»	»	»
	— N° 2	148,0	172,0	»	»	»	»
	Effluent des lits bactériens à percolation	148,0	172,0		»	»	»
Du 17 au 23 janvier 1909.	Eau brute	290,0	406,0	433,5	81,0	79,0	0,07
	Effluent de la fosse septique N° 1	145,0	205,0	466,6	»	»	»
	— N° 2	145,0	205,0	476,6	»	»	
	Effluent des lits bactériens à percolation	145,0	205,0	505,7	»	»	
Du 21 au 27 février 1909.	Eau brute	315,4	346,0	486,0	267,0	203,0	[illegible]
	Effluent de la fosse septique N° 1	157,7	173,0	495,0	»	»	»
	— N° 2	157,7	173,0	506,0	»	»	
	Effluent des lits bactériens à percolation :						
	Anciens	189,2	207,6	580,0	»	»	
	Nouveaux. N° 1	65,1	69,2	577,0	»	»	
	— N° 2	65,1	69,2	599,0	»	»	»
Du 28 mars au 3 avril 1909.	Eau brute	584,0	444,0	419,0	155,3	192,0	[illegible]
	Effluent de la fosse septique N° 1	192,0	207,0	430,0	»	»	
	— N° 2	192,0	207,0	429,0	»	»	
	Effluent des lits bactériens à percolation :						
	Anciens	250,4	248,4	581,0			
	Nouveaux. N° 1	76,8	82,8	550,0	»	»	
	— N° 2	76,8	82,8	549,0	»	»	»
Du 25 avril au 1er mai 1909	Eau brute	274,4	285,0	596,0	142,0	154,0	[illegible]
	Effluent de la fosse septique N° 1	157,2	142,5	419,0	»	»	»
	N° 2	157,2	142,5	416,0	»	»	»
	Effluent des lits bactériens à percolation :						
	Anciens	164,4	171,0	515,0	»	»	»
	Nouveaux. N° 1	55,0	57,0	282,0	»	»	
	— N° 2	55,0	57,0	293,0	»	»	
Du 8 au 14 juin 1909.	Eau brute	702,1	556,5	515,0	58,0	45,0	[illegible]
	Effluent des fosses septiques, mélange	502,1	556,5	520,0	»	»	»
	Effluent des lits bactériens à percolation :						
	Anciens	181,1	202,0	451,0	»	»	»
	Nouveaux. N° 1	60,5	67,15	555,0	»	»	»
	— N° 2	60,5	67,15	591,0	»	»	»

à la Madeleine en 1908-1909.

OXYGÈNE ABSORBÉ			MATIÈRES ORGANIQUES Dosage au permanganate en oxygène		CARBONE ORGANIQUE EN C			AMMONIAQUE EN AzH^3	AZOTE EN Az				NITRATES EN Az^2O^5	NITRITES EN Az^2O^3
										ORGANIQUE				
EN 5 MINUTES	EN 4 HEURES	APRÈS 7 JOURS D'INCUBATION A 30 DEGRÉS	EN SOLUTION ACIDE	EN SOLUTION ALCALINE	TOTAL	DISSOUS	EN SUSPENSION		AMMONIACAL	TOTAL	DISSOUS	EN SUSPENSION		
»	48,1	»	102,3	80,0	464,0	328,0	136,0	21,2	17,4	14,3	8,2	6,2	»	»
»	44,0	»	98,7	70,0	»	326,0	»	19,2	15,7	»	8,4	»	»	»
»	55,4	»	100,7	70,3	»	311,0	»	20,7	17,0	»	8,3	»	»	»
3,8	10,3	3,3	18,8	16,8	»	22,3	»	3,1	2,5	»	2,2	»	11,0	0,7
»	54,3	»	124,3	77,0	»	»	»	22,3	19,6	18,5	12,0	6,5	»	»
»	43,9	»	99,0	70,0	»	»	»	22,6	18,5	»	12,3	»	»	»
»	65,2	»	121,0	81,0	»	»	»	21,6	17,7	»	12,5	»	»	»
2,2	6,3	1,5	11,7	9,2	»	»	»	0,9	0,7	»	3,1	»	30,7	trac.
»	39,9	»	95,7	62,3	127,9	76,6	51,3	19,3	15,7	14,0	6,9	7,1	»	»
»	41,0	»	86,0	66,0	»	62,6	»	16,6	13,6	»	5,1	»	»	»
»	39,5	»	86,3	67,6	»	64,0	»	18,5	15,2	»	6,7	»	»	»
2,4	6,1	2,1	12,9	12,5	»	18,7	»	1,9	1,6	»	2,3	»	23,7	0,8
»	53,8	»	150,0	82,6	181,0	103,0	78,0	28,1	23,0	20,4	11,4	9,0	»	»
»	42,7	»	110,5	62,0	»	66,9	»	23,4	19,3	»	9,2	»	»	»
»	45,1	»	107,0	67,5	»	64,8	»	25,0	20,5	»	8,0	»	»	»
2,3	7,6	2,1	13,9	10,6	»	12,9	»	2,0	1,6	»	2,0	»	24,0	0,0
5,5	14,7	4,6	32,8	22,9	»	24,8	»	6,2	5,1	»	4,9	»	17,6	1,5
6,3	16,3	7,2	37,6	25,0	»	29,1	»	8,3	6,8	»	5,2	»	9,7	1,5
»	41,7	»	107,0	52,0	116,0	68,0	48,0	16,1	13,2	18,0	10,1	7,9	»	»
»	41,6	»	107,0	64,0	»	79,9	»	16,9	13,5	»	10,0	»	»	»
»	40,7	»	98,0	64,0	»	84,2	»	16,9	13,5	»	10,7	»	»	»
2,6	8,9	2,9	14,9	13,3	»	13,4	»	4,9	4,0	»	4,2	»	10,0	trac.
3,8	10,2	3,0	22,0	18,0	»	21,3	»	2,9	2,4	»	2,6	»	19,0	trac.
6,0	14,1	3,9	31,3	23,1	»	37,0	»	4,9	4,0	»	3,3	»	7,4	0,3
»	41,8	»	104,0	57,0	129,1	57,2	71,9	15,6	12,8	14,7	6,7	8,0	»	»
»	34,9	»	96,5	56,4	»	52,0	»	17,1	14,0	»	7,8	»	»	»
»	35,3	»	86,6	63,7	»	52,2	»	16,6	13,6	»	8,2	»	»	»
3,1	9,9	2,6	17,1	15,0	»	15,7	»	2,6	2,1	»	3,4	»	17,0	trac.
2,6	7,3	2,4	12,6	11,2	»	15,5	»	1,5	1,2	»	2,5	»	30,0	0,7
3,7	10,0	3,4	19,2	13,4	»	18,6	»	2,8	2,3	»	5,2	»	15,0	0,6
»	54,5	»	124,0	78,0	116,6	74,5	42,1	23,0	18,9	9,7	8,0	1,7	»	»
»	42,7	»	107,0	71,0	»	75,5	»	23,0	18,9	»	6,7	»	»	»
3,9	11,4	»	22,6	17,7	»	23,7	»	5,2	4,3	»	4,2	»	12,0	0,6
4,0	11,1	»	22,9	19,2	»	20,5	»	3,2	2,6	»	4,2	»	19,0	1,2
5,1	13,5	»	27,4	23,8	»	23,4	»	5,2	4,3	»	4,9	»	5,2	1,2

1° **Oxygène absorbé en 4 heures.** — Cette détermination

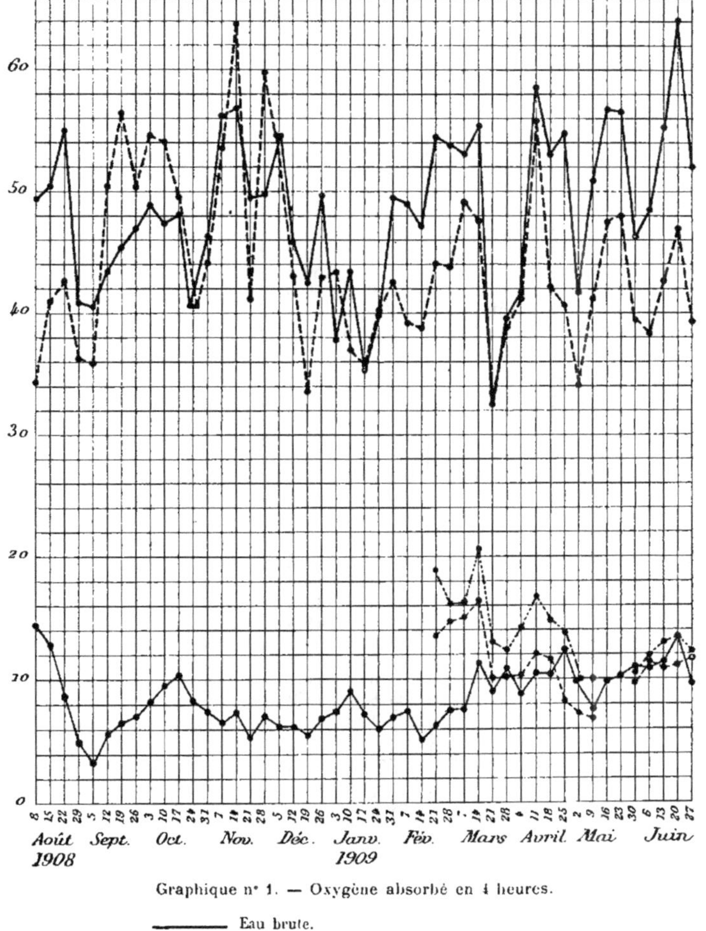

Graphique n° 1. — Oxygène absorbé en 4 heures.

Eau brute.
Effluent des fosses septiques.
— lits à percolation anciens.
— — nouveaux. N° 1.
— — — N° 2.

rapide permet de suivre journellement le travail d'épuration.

Oxygène absorbé en 4 heures.

DATES	EAU BRUTE	EFFLUENT DES FOSSES SEPTIQUES	EFFLUENT DES LITS A PERCOLATION		
			1	2	3
3 Août . . . au 8 Août 1908.	49,5	34,3	14,4	»	»
9 — — 15 —	50,3	40,9	12,8	»	»
16 — — 22 —	54,9	42,7	8,6	»	»
23 — — 25 —	40,9	36,3	5,0	»	»
30 — — 5 septembre.	40,5	35,9	5,5	»	»
6 septembre — 12 —	43,5	50,4	5,8	»	»
13 — — 19 —	45,5	56.4	6,6	»	»
20 — — 26 —	47,0	50,4	7,1	»	»
27 — — 3 octobre . .	48,9	54,7	8,2	»	»
4 octobre. . — 10 —	47,4	54,1	9,6	»	»
11 — — 17 —	48,1	49,7	10,3	»	»
18 — — 24 —	40,6	40,6	8,3	»	»
25 — — 31 —	46,4	44,1	7,6	»	»
1er novembre — 7 novembre .	56,3	53,7	6,7	»	»
8 — — 14 —	56,9	63,9	7,5	»	»
15 — — 21 —	49.6	41,2	5,6	»	»
22 — — 28 —	49,8	59,8	7,2	»	»
29 — — 5 décembre .	54,3	54,5	6,3	»	»
6 décembre — 12 —	45,8	43,1	6,3	»	»
13 — — 19 —	42,5	33.6	5,6	»	»
20 — — 26 —	49,7	42,9	6,9	»	»
27 — — 3 janv. 1909 .	37,8	43,3	7,4	»	»
4 janvier . . — 10 —	43,5	37,0	9,1	»	»
11 — — 17 —	35,4	35,6	7,2	»	»
18 — — 24 —	39,9	40,2	6,1	»	»
25 — — 31 —	49,6	41,5	7,1	»	»
1er février. . — 7 février. . .	49,0	59,2	7,5	»	»
8 — — 14 —	47,2	38,8	5,2	»	»
15 — — 21 —	54,6	44,1	6,4	13,7	18,9
22 — — 28 —	53,8	43,9	7,6	14,7	16,3
1er mars. . . — 7 mars. . . .	53,1	49,1	7,5	15,1	16,4
8 — — 14 —	55,4	47,5	11,3	16,5	20,7
15 — — 21 —	32,5	33,7	9,0	10,1	13,1
22 — — 28 —	39,7	38,8	10,8	10,2	12,4
29 — — 4 avril. . . .	41,7	41,2	8,9	10,3	14,1
5 avril. . . . — 11 —	58,5	55,9	11,4	12,1	16,7
12 — — 18 —	53,1	42,1	11,4	11,7	14,8
19 — — 25 —	34,8	40,6	12,4	8,2	13,9
26 — — 2 mai	41,8	34,1	9,9	7,3	10,0
3 mai. . . . — 9 —	50,9	41,2	7,6	6,8	10,0
10 — — 16 —	56,7	47,5	9,9	»	»
17 — — 23 —	56,5	47.8	10,2	»	»
24 — — 30 —	46,3	39,5	10,9	9,8	10,5
31 — — 6 juin	48,5	38,3	10,8	11,3	11,9
7 juin . . . — 13 —	53,3	42,7	11,4	11,0	13,0
14 — — 20 —	64,1	46,9	13,4	11,2	13,4
21 — — 27 —	52,0	39,3	9,8	11,8	12,2
Moyenne :					
3 août 1908 au 14 février 1909 .	46,8	44,9	7,2	»	»
15 février au 27 juin 1909 . . .	51,0	42,9	10,1	10,1	12,5

Dans une eau d'égout du système unitaire, on observe toujours de très grandes variations dans la pollution : ainsi l'oxygène absorbé en 4 heures a varié pour l'eau brute de 32,4 à 64,2. C'est pourquoi des analyses effectuées quotidiennement pendant un certain temps peuvent seules permettre de juger les résultats obtenus (graph. n° 1).

Les coefficients d'épuration calculés sur les deux périodes, l'une de 6 mois et demi et l'autre de 4 mois et demi ont été :

	Effluent des lits bactériens à percolation.		
	N° 1.	N° 2.	N° 3.
1re période	85 0/0	»	»
2e période	80 0/0	80 0/0	76 0/0

2° Oxygène absorbé en 3 minutes avant et après incubation à

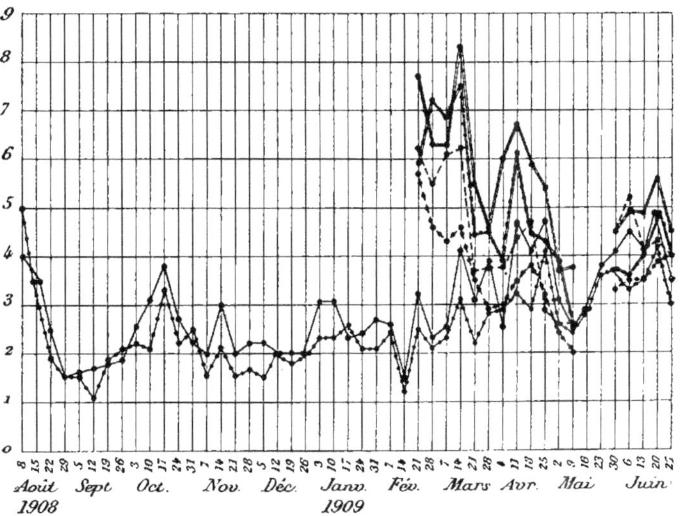

Graphique n° 2. — Oxygène absorbé en 3 minutes.

Avant incubation.	Après incubation.	
————	•—•—•—•	Effluent des lits à percolation anciens.
- - - - -	• • • • •	— nouveaux, N° 1.
═════	•═•═•═•	— — N° 2.

Oxygène absorbé en 3 minutes.
Effluents des lits bactériens à percolation.

DATES	1		2		3	
	AVANT L'INCUBATION	APRÈS L'INCUBATION	AVANT L'INCUBATION	APRÈS L'INCUBATION	AVANT L'INCUBATION	APRÈS L'INCUBATION
3 août. . . au 8 août 1908.	4,0	5,0	»	»	»	»
9 — — 15 —	3,6	3,5	»	»	»	»
16 — — 22 —	2,5	1,9	»	»	»	»
23 — — 29 —	1,5	1,5	»	»	»	»
30 — — 5 septembre	1,6	1,5	»	»	»	»
6 septembre — 12 —	1,7	1,1	»	»	»	»
13 — — 19 —	1,8	1,9	»	»	»	»
20 — — 26 —	1.9	2.1	»	»	»	»
27 — — 3 octobre. .	2,6	2,2	»	»	»	»
4 octobre. . — 10 —	3,1	2,1	»	»	»	»
11 — — 17 —	3,8	3,3	»	»	»	»
18 — — 24 —	2,7	2,2	»	»	»	»
25 — — 31 —	2,2	2,5	»	»	»	»
1er novemb. — 7 novembre	2,0	1,6	»	»	»	»
8 — — 14 —	3,0	2,1	»	»	»	»
15 — — 21 —	2,0	1,6	»	»	»	»
22 — — 28 —	2,2	1,7	»	»	»	»
29 — — 5 décembre.	2,2	1,5	»	»	»	»
6 décembre — 12 —	2,0	2,0	»	»	»	»
13 — — 19 —	2,0	1,7	»	»	»	»
20 — — 26 —	2,0	1,8	»	»	»	»
27 — — 3 janv. 1909	3,1	2,3	»	»	»	»
4 janvier. . — 10 —	3,1	2,3	»	»	»	»
11 — — 17 —	2,3	2,6	»	»	»	»
18 — — 24 —	2,4	2,1	»	»	»	»
25 — — 31 —	2,7	2,1	»	»	»	»
1er février.. — 7 février . .	2,6	2,4	»	»	»	»
8 — — 14 —	1,6	1,2	»	»	»	»
15 — — 21 —	3,2	2,5	6,2	5,7	7,7	5,9
22 — — 28 —	2,3	2,1	5,5	4,6	6,3	7,2
1er mars . . — 7 mars. . .	2,6	2,3	6,1	4,3	6,3	6,9
8 — — 14 —	4,1	3,1	6,2	4,6	8,3	7,5
15 — — 21 —	3,1	2,2	3,7	3,4	5,5	4,4
22 — — 28 —	3,9	2,8	3,8	2,9	4,6	4,5
29 — — 4 avril . . .	2,6	2,9	3,8	3,0	6,0	3,9
5 avril . . . — 11 —	4,7	3,2	4,4	3,5	6,7	6,1
12 — — 18 —	4,1	2,9	4,7	3,8	5,9	4,5
19 — — 25 —	4,7	4,1	2,9	3,2	5,4	4,3
26 — — 2 mai. . . .	3,1	2,6	2.6	2,4	3,7	3,4
3 mai . . . — 9 —	2,5	2,4	2,6	2,0	3,8	2,6
10 — — 16 —	2,9	2,9	»	»	»	»
17 — — 23 —	3,8	3,6	»	»	»	»
24 — — 30 —	4,1	3,7	4,5	3,3	4.5	3,7
31 — — 6 juin . . .	4,5	3,3	5,2	3,5	5.0	3,6
7 juin. . . . — 13 —	4,1	3,5	4,1	3,5	4,9	4,0
14 — — 20 —	4,9	4,2	4,3	3,9	5,6	4,9
21 — — 27 —	3,5	3,0	4,0	4,0	4,5	4,0
Moyenne :						
3 août 1908 au 14 février 1909	2,4	2,1	»	»	»	»
15 février au 27 juin 1909 . .	3,6	3,0	4,4	3,6	5 5	4,8

l'étuve à 30 degrés (Incubator test). — Le tableau ci-après et le graphique n° 2 montrent que, pendant toute l'année, aucun effluent n'a été putrescible. Les moyennes générales ont été :

	Effluents des lits bactériens à percolation.					
	N° 1.		N° 2.		N° 3.	
	avant	après	avant	après	avant	après
1re période	2,4	2,1	»	»	»	»
2e période	3,6	3,0	4,4	3,6	5,5	4,8

3° **Ammoniaque libre ou saline.** — Le taux moyen d'ammoniaque a été sensiblement supérieur dans l'eau brute à ce qu'il

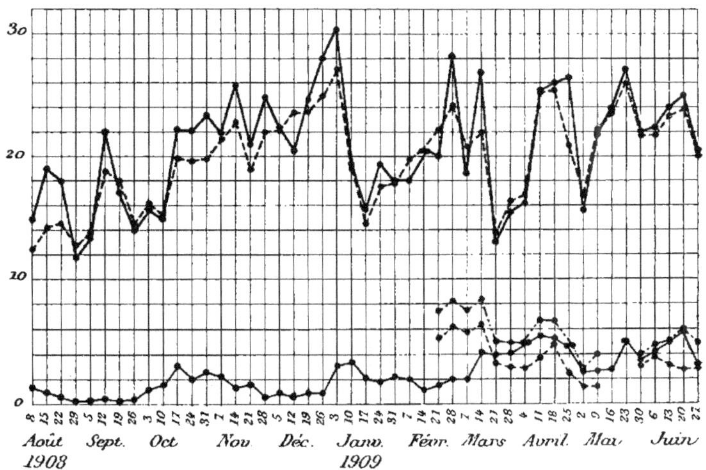

Graphique n° 3. — Ammoniaque libre ou saline.

Eau brute.
Effluent des fosses septiques.
— lits à percolation anciens.
— — nouveaux. N° 1.
— — — N° 2.

était l'an dernier (graph. n° 3). Les coefficients d'épuration comparés à l'effluent des fosses septiques ont été :

	Effluents des lits bactériens à percolation.		
	N° 1.	N° 2.	N° 3.
1re période	92,1 0/0	»	»
2e période	81,8 0/0	82,7 0/0	72,4 0/0

Ammoniaque libre ou saline en AzH^3.

DATES	EAU BRUTE	EFFLUENT DES FOSSES SEPTIQUES	EFFLUENT DES LITS A PERCOLATION		
			1	2	3
3 août . . . au 8 août 1908 .	14,8	12,5	1,3	»	»
9 — — 15 —	19,0	14,2	1,1	»	»
16 — — 22 —	18,0	14.5	0,6	»	»
23 — — 29 —	11,9	12,9	0,3	»	»
30 — — 5 septembre.	13,5	13,6	0,3	»	»
6 septembre — 12 —	22.1	18,8	0,4	»	»
13 — — 19 —	17,0	18,0	0,3	»	»
20 — — 26 —	14,0	14,5	0,4	»	»
27 — — 3 octobre . .	15,7	16,2	1,2	»	»
4 octobre . . — 10 —	14.8	14,9	1,6	»	»
11 — — 17 —	21,2	19,9	3,1	»	»
18 — — 24 —	21,1	19,7	2,0	»	»
25 — — 31 —	23.3	19.9	2,6	»	»
1er novembre — 7 novembre .	21,9	21,4	2,2	»	»
8 — — 14 —	25,8	23,6	1,4	»	»
15 — — 21 —	21,0	19,0	1,6	»	»
22 — — 28 —	24,9	22,0	0,6	»	»
29 — — 5 décembre .	22.3	22,1	0,9	»	»
6 décembre. — 12 —	20,5	23,7	0,7	»	»
13 — — 19 —	24,6	23,7	0,9	»	»
20 — — 26 —	28.0	24,9	0,9	»	»
27 — — 3 janv. 1909 .	30,2	27,1	3,1	»	»
4 janvier . . — 10 —	19,3	19,1	3,4	»	»
11 — — 17 —	15,7	14,5	2,1	»	»
18 — 24 —	19.3	17,5	1,9	»	»
25 — — 31 —	19.0	18,8	2,2	»	»
1er février. — 7 février. . .	19,0	19,8	2.0	»	»
8 — — 14 —	20.5	20,5	1,1	»	»
15 — — 21 —	20,0	22,2	1,6	3,3	7,5
22 — — 28 —	28.1	24,2	2,0	6,2	8,3
1er mars. . . — 7 mars. . . .	18,6	20,8	2,0	5,9	7,5
8 — — 14 —	26.8	22,0	4,2	6,3	8,4
15 — — 21 —	13,0	13,9	4,0	3,3	5,0
22 — — 28 —	15,4	16,3	4,1	3,0	5,0
29 — — 4 avril. . . .	16,1	16,9	4.9	2.9	4,9
5 avril. . . . — 11 —	25,4	25,3	5,5	3,7	6,7
12 — — 18 —	26,0	25.5	5.3	4,8	6,5
19 — — 25 —	26,3	20,9	4,7	2,3	4,7
26 — — 2 mai	15,6	16,8	2,6	1,5	2,8
3 mai. . . . — 9 —	21,9	22,2	2.7	1,5	4,0
10 — — 16 —	23,9	23,6	2,9	»	»
17 — — 23 —	27,1	26,0	3,0	»	»
24 — — 30 —	22.1	21,7	3,5	3,1	4,1
31 — — 6 juin	22,3	21,7	4,2	3,8	4.7
7 juin. . . . — 13 —	24.0	23,3	5,1	3,2	5,1
14 — — 20 —	24.8	23.9	6.0	2,7	6,0
21 — — 27 —	20,5	20,0	3,1	2,8	5,1
Moyenne :					
3 août 1908 au 14 février 1909	19,9	18,8	1,5	»	»
15 février au 27 juin 1909. . . .	22,0	21,4	3,9	3,7	5 7

4° et 5° **Nitrates et nitrites**. — Bien que la disparition de l'ammoniaque ait été toujours très importante (graph. n° 4),

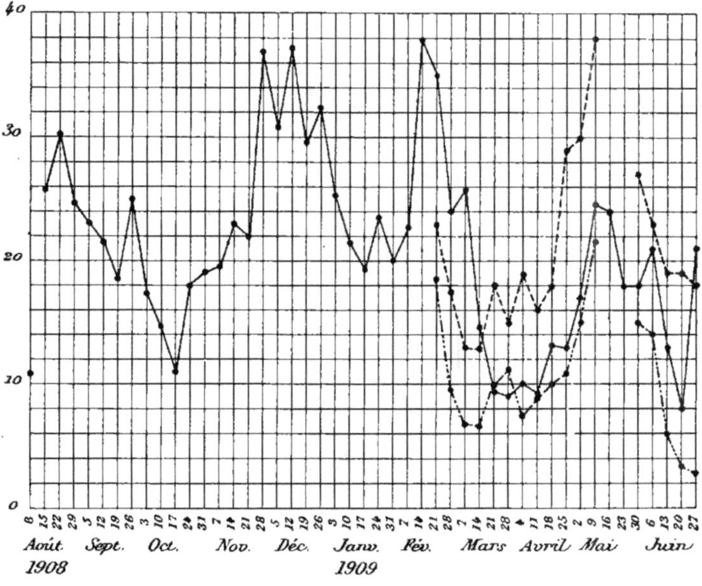

Graphique n° 4. — Nitrates.

——————— Effluent des lits bactériens à percolation anciens.
- - - - - - — — nouveaux. N° 1.
-·-·-·-·- — — — N° 2.

la nitrification fut moins active, comme le montrent les moyennes suivantes:

	Effluents des lits bactériens à percolation.					
	N° 1.		N° 2.		N° 3.	
	nitrates	nitrites	nitrates	nitrites	nitrates	nitrites
	—	—	—	—	—	—
1re période. . .	23,6	0,4	"	"	"	"
2e période	16,8	0,5	20,9	1,3	10,5	1,1

6° **Matières en suspension dans l'eau brute**. — Nous avons déterminé, pendant les périodes d'analyses complètes, les quantités de matières organiques et minérales en suspension

Effluents des lits bactériens à percolation.

DATES	1		2		3	
	NITRATES	NITRITES	NITRATES	NITRITES	NITRATES	NITRITES
3 août. . . au 8 août 1908.	10,8	1,03	»	»	»	»
9 — — 15 —	25,8	0,5	»	»	»	»
16 — — 22 —	30,2	0,3	»	»	»	»
23 — — 29 —	24,7	0,0	»	»	»	»
30 — — 5 septembre	23,1	tr.	»	»	»	»
6 septembre — 12 —	21,5	tr.	»	»	»	»
13 — — 19 —	18,7	0,7	»	»	»	»
20 — — 26 —	25,0	0,4	»	»	»	»
27 — — 3 octobre. .	17,5	0,3	»	»	»	»
4 octobre. . — 10 —	14,6	tr.	»	»	»	»
11 — — 17 —	11,0	0,7	»	»	»	»
18 — — 24 —	18,0	0,2	»	»	»	»
25 — — 31 —	19,0	tr.	»	»	»	»
1er novemb. — 7 novembre.	19,6	tr.	»	»	»	»
8 — — 14 —	23,0	tr.	»	»	»	»
15 — — 21 —	22,0	tr.	»	»	»	»
22 — — 28 —	37,0	tr.	»	»	»	»
29 — — 5 décembre.	30,7	tr.	»	»	»	»
6 décembre — 12 —	37,3	0,2	»	»	»	»
13 — — 19 —	29,7	0,0	»	»	»	»
20 — — 26 —	32,4	0,3	»	»	»	»
27 — — 3 janv. 1909	25,3	tr.	»	»	»	»
4 janvier. . — 10 —	21,6	tr.	»	»	»	»
11 — — 17 —	19,3	0,1	»	»	»	»
18 — — 24 —	23,7	0,8	»	»	»	»
25 — — 31 —	20,0	0,4	»	»	»	»
1er février. . — 7 février . .	22,7	0,8	»	»	»	»
8 — — 14 —	38,0	0,0	»	»	»	»
15 — — 21 —	35,0	tr.	23,0	1,0	18,5	1,0
22 — — 28 —	24,0	0,0	17,6	1,5	9,7	1,5
1er mars . . — 7 mars . . .	25,9	tr.	13,0	1,3	6,7	1,3
8 — — 14 —	14,6	tr.	13,0	1,4	6,7	1,7
15 — — 21 —	9,4	tr.	18,0	0,5	9,9	0,6
22 — — 28 —	9,1	0,9	15,0	0,7	11,2	0,7
29 — — 4 avril . . .	10,0	tr.	19,0	tr.	7,4	0,3
5 avril . . . — 11 —	9,4	1,0	16,0	0,5	9,0	0,5
12 — — 18 —	13,2	0,5	18,0	1,2	10,0	1,4
19 — — 25 —	13,0	0,0	29,0	tr.	10,9	0,7
26 — — 2 mai. . . .	17,0	tr.	30,0	0,7	15,0	0,6
3 mai. . . . — 9 —	24,5	0,0	38,0	1,4	21,5	1,9
10 — — 16 —	24,0	tr.	»	»	»	»
17 — — 23 —	18,0	1,2	»	»	»	»
24 — — 30 —	18,0	2,0	27,0	1,5	15,0	1,2
31 — — 6 juin . . .	21,0	0,6	23,0	1,9	14,0	1,5
7 juin . . . — 13 —	13,0	0,6	19,0	1,3	6,1	1,3
14 — — 20 —	8,0	0,9	19,0	2,3	3,4	1,5
21 — — 27 —	21,0	0,6	18,0	5,3	2,9	1,9
Moyenne :						
3 août 1908 au 14 février 1909	23,6	0,4	»	»	»	»
14 février au 27 juin 1909 . .	16,8	0,5	20,9	1,3	10,5	1,1

dans l'eau brute. Cette détermination est très difficile, pour ne pas dire impossible, à effectuer d'une façon rigoureuse, et on n'en peut tirer que des indications sur la plus ou moins grande quantité de ces matières.

Nous noterons que la décantation a toujours été parfaite dans les fosses septiques dont les effluents ne contenaient que des traces, au plus quelques milligrammes, de matières en suspension.

Boues. — Par suite de l'enlèvement de la couverture d'une de nos fosses septiques, comme nous l'avons indiqué l'an dernier, nous avons été obligé de curer à fond cette fosse pour y enlever tous les matériaux qui l'auraient encombrée. Nous pouvons donc avoir une approximation sensiblement exacte de l'envasement qui a pu s'y produire.

Nous avons, par des sondages, évalué la quantité de boues déposées dans la fosse : cette méthode employée par les ingénieurs des services de la navigation, permet une approximation suffisante du volume de boues à enlever. D'après le profil obtenu, ce volume a été, en un an, de 53 m^3,5, soit environ un cinquième du volume total de la fosse.

Comme la même quantité de boues a dû se déposer dans l'autre fosse, il y avait donc à évacuer 107 mètres cubes. D'après nos très nombreuses analyses antérieures, le dragage permet l'évacuation des boues à 80 pour 100 d'eau environ. Le poids des boues sèches, accumulées pendant un an, a donc été de 21 400 kilogrammes, qui, ayant perdu par fermentation environ 20 pour 100 de leur poids, proviennent de 26 750 kilogrammes de boues introduites comptées à l'état sec.

Le dragage que nous avons fait effectuer a permis l'enlèvement d'environ 77 mètres cubes de boues humides qui ont été déversées dans notre ancien bassin collecteur. Nous espérions qu'elles s'y seraient séchées, mais notre attente a été trompée, car ces boues n'ont abandonné que peu d'eau, le fond du bassin étant imperméable. Il est donc indispensable, pour sécher les boues, de les déposer dans des bassins en terre perméable ou de créer un sous-sol poreux avec des scories.

7° **Oxydabilité à chaud au permanganate** (Matières organiques en solution). — Cette méthode d'évaluation de la matière organique totale en solution dans les eaux est loin d'être parfaite, elle permet cependant, par comparaison, d'obtenir une appréciation de l'importance de la destruction des matières organiques pendant l'épuration.

Les coefficients d'épuration ont été :

	Effluents des lits bactériens à percolation.					
	N° 1.		N° 2.		N° 3.	
	Sol. acide	Sol. alcaline	Sol. acide	Sol. alcaline	Sol. acide	Sol. alcaline
Par rapport à l'eau brute :						
1re période	86,8 %	82,6 %	»	»	»	»
2e période	85,9 %	78,4 %	81,5 %	72,7 %	76,2 %	66,5 %
Par rapport aux effluents des fosses septiques :						
1re période	85,2 %	82,0 %	»	»	»	»
2e période	83,2 %	78,0 %	77,8 %	72,5 %	71,7 %	66,0 %

8° **Azote organique**. — Les eaux d'égout de la Madeleine contiennent généralement des quantités assez faibles d'azote organique, et il est combiné à des produits difficilement destructibles, ce qui explique que, même dans les cas les plus favorables, on en retrouve dans les eaux épurées.

Les coefficients de minéralisation de l'azote organique ont été :

	Effluents des lits bactériens à percolation.		
	N° 1.	N° 2.	N° 3.
Par rapport à l'eau brute :			
1re période.	79,9 %	»	»
2e période.	61,7 %	61,0 %	49,9 %
Par rapport aux effluents des fosses septiques :			
1re période.	79,7 %	»	»
2e période.	61,2 %	60,1 %	47,7 %

9° **Carbone organique**. — Nous avons remarqué, les années précédentes, que le carbone organique dissous diminue le plus souvent après le passage dans les fosses septiques. Il en a été de même cette année. Nous notons quatre diminutions, dont une très faible et deux augmentations, dont une très faible.

Pendant la période du 30 novembre au 6 décembre 1908, les dosages n'ont pu être effectués.

Les coefficients d'épuration ont été :

	Effluents de lits bactériens à percolation:		
	N° 1.	N° 2.	N° 3.
Par rapport à l'eau brute :			
1re période	90,3 %	»	»
2e période	78,2 %	72,0 %	63,8 %
Par rapport aux effluents des fosses septiques :			
1re période	89,6 %	»	»
2e période	73,9 %	68,7 %	59,3 %

10° **Alcalinité.** — Nous avons continué à faire cette détermination, et nous pouvons constater que les résultats sont analogues à ceux de l'année précédente, c'est-à-dire que l'alcalinité augmente légèrement dans l'eau par son passage dans la fosse septique, puis diminue fortement, après épuration par les lits bactériens à percolation. La moyenne des résultats de la deuxième période (exprimés en carbonate de chaux) donne:

	Par litre.
Eau brute	0gr,434
Effluent des fosses septiques	0gr,466
— lits bactériens n° 1	0gr,384
— — n° 2	0gr,335
— — n° 3	0gr,338

La diminution d'alcalinité a été, par rapport à l'eau brute, pour les effluents des lits bactériens de :

N° 1	15,5 %
N° 2	26,2 %
N° 3	22,1 %

Ces résultats ne sont pas ceux que nous attendions, à deux points de vue : les lits n° 1 sont composés uniquement de mâchefers, tandis que les lits nos 2 et 3 sont composés d'un mélange de mâchefers et de pierres calcaires, et nous pensions que ces dernières se dissolvraient en partie ; il ne semble pas que cela se soit produit, vu que la diminution de l'alcalinité est plus grande pour ces derniers que pour les premiers.

Il semblait aussi que la diminution d'alcalinité fût fonction de la production des nitrates, au moins dans une certaine mesure, en considérant les nitrates comme les témoins de l'oxydation produite dans les lits bactériens. Cela serait vrai pour les lits n° 1 et n° 2, mais il reste à trouver une autre explication pour le lit n° 3.

*
* *

Pendant les cinq périodes d'analyses complètes nous avons dosé, avant et après incubation, les nitrates, nitrites et ammoniaque.

Lit bactérien ancien. — L'ammoniaque est toujours en dimi-

Analyse des effluents des lits bactériens avant et après 7 jours d'incubation à 30°.

PÉRIODES	OXYGÈNE ABSORBÉ EN 3 MINUTES		AMMONIAQUE		NITRATES		NITRITES	
	AVANT	APRÈS	AVANT	APRÈS	AVANT	APRÈS	AVANT	APRÈS
Lit bactérien ancien.								
19 au 24 janv. 1909. .	2,4	2,1	1,9	0,8	24,0	23,0	0,8	1.6
22 au 28 février . . .	2,3	2,1	2,0	1,2	24,0	29,0	0,0	0,9
29 mars au 4 avril. .	2,6	2,9	4,9	3,0	10,0	11,0	tr.	2,2
26 avril au 2 mai . .	3,1	2,6	2,6	2,3	17,0	18,0	tr.	1,8
8 au 14 juin.	3,9	3,6	5,1	4,9	12,0	3,0	0,6	1,2
Moyenne.	2,9	2,7	3,3	2,4	17,4	17,2	0,5	1,5
Lit bactérien nouveau n° 1.								
22 au 28 février . . .	5,5	4,6	6,2	6,4	17,6	7,5	1,3	0,7
29 mars au 4 avril. .	3,8	3,0	2,9	3,1	19,0	14,0	tr.	1,9
26 avril au 2 mai . .	2,6	2,4	1,5	0,5	30,0	35,6	1,4	0,5
8 au 14 juin.	4,0	3,7	3,2	2,6	19,0	14,0	1,2	2,9
Moyenne.	4,0	3,4	3.5	3,1	21,4	17,8	1,0	1,5
Lit bactérien nouveau n° 2.								
22 au 28 février. . .	6,3	7,2	8,3	7,1	9,7	3,0	1,3	0,6
29 mars au 4 avril. .	6,0	3,9	4,9	5,4	7,4	2,1	0,3	1,8
56 avril au 2 mai. . .	3,7	3,4	2,8	4,5	13,0	13,5	0,6	3,0
8 au 14 juin.	5,1	4,4	5,2	5.1	5.2	0,7	1.2	1.2
Moyenne.	5.3	4,7	5,3	5,5	9,3	4,6	0,9	1,6

nution en moyenne de 3,3 à 2,5. L'oxydation de la matière organique se poursuit même en flacons bouchés à l'abri de l'air, mais il arrive (période du 8 au 14 juin) qu'elle s'effectue aux dépens des nitrates. Cependant en moyenne générale les composés oxygénés de l'azote ont augmenté après incubation.

Lit bactérien nouveau n° 1. — L'ammoniaque a légèrement augmenté pendant les deux premières périodes mais diminué sensiblement pendant les deux dernières, ce qui donne une diminution moyenne de 3,5 à 3,1.

Lit bactérien nouveau n° 2. — On constate une diminution de l'ammoniaque dans deux périodes, la première et la dernière et une augmentation dans les deux autres, si bien que la moyenne donne une augmentation faible de 5,3 à 5,5. Les nitrates ont diminué de moitié en moyenne avec formation de nitrites parfois importante.

Il est à remarquer que même dans le plus mauvais exemple (période du 8 au 14 juin pour le lit bactérien nouveau n° 2) les composés oxygénés de l'azote ont persisté, ce qui montre que l'épuration était suffisante, bien qu'à la sortie du lit elle pût sembler imparfaite.

*
* *

Nous présentons ici sous forme de graphiques (nos 5, 6, 7, 8, 9, 10, 11 et 12) les résultats moyens fournis par les analyses complètes de sept périodes de sept jours et les résultats moyens fournis par les analyses quotidiennes de onze mois consécutifs du 4 août 1908 au 27 juin 1909.

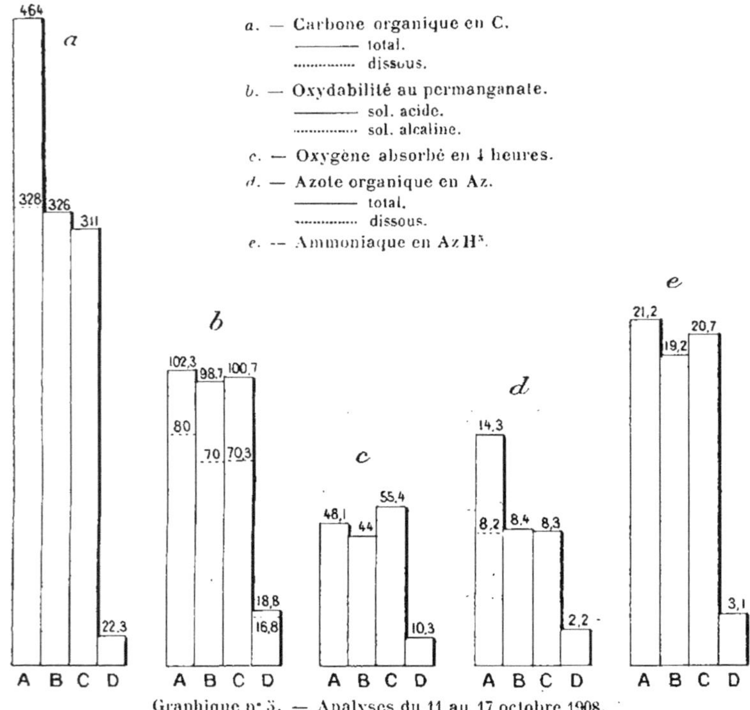

Graphique n° 5. — Analyses du 11 au 17 octobre 1908.

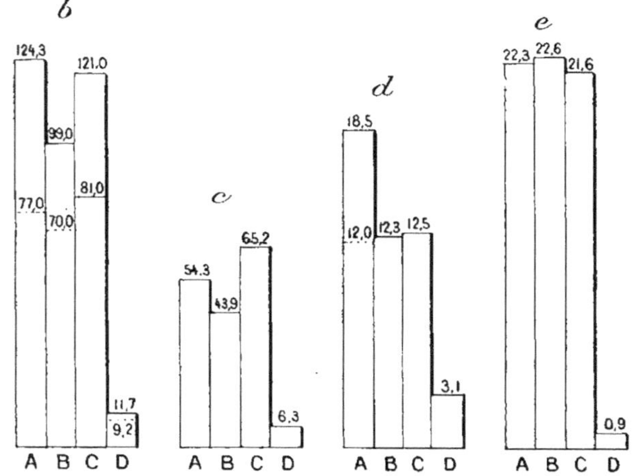

Graphique n° 6. — Analyses du 30 novembre au 6 décembre 1908.

A. Eau brute. — B. Effluent de la fosse septique n° 1. — C. Effluent de la fosse septique n° 2.
D. Effluent des lits à percolation anciens.

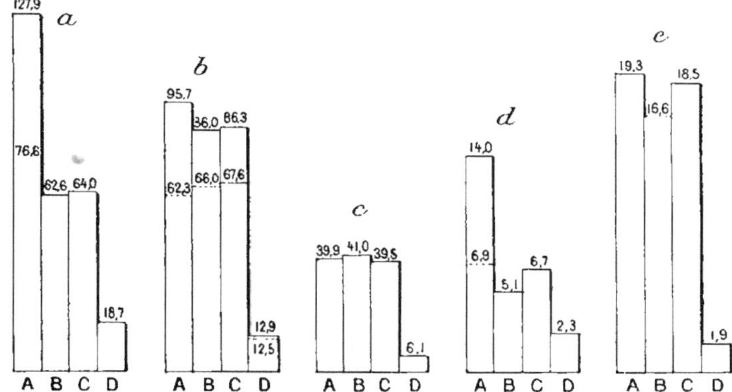

Graphique n° 7. — Analyses du 17 au 25 janvier 1909.

a — Carbone organique en C.
———— total.
.... dissous.

b. — Oxydabilité au permanganate.
———— sol. acide.
.... sol. alcaline.

c. — Oxygène absorbé en 4 heures.

d. — Azote organique en Az.
———— total.
.... dissous.

e. — Ammoniaque en Az H^3.

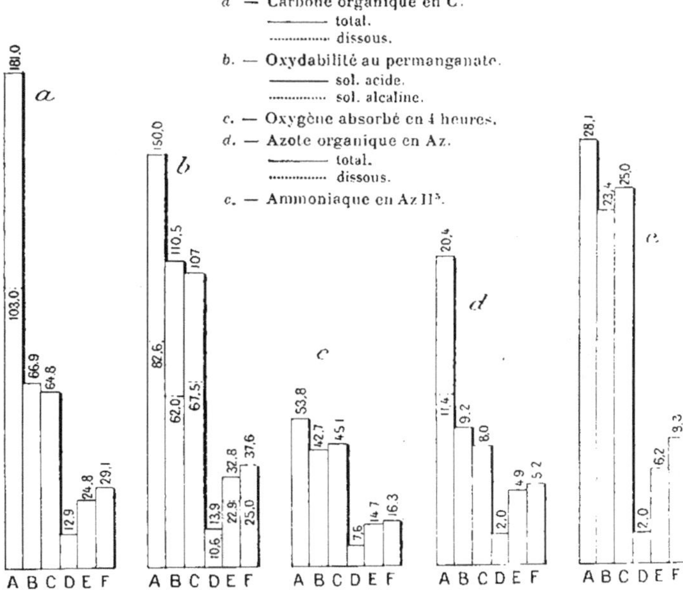

Graphique n° 8. — Analyses du 21 au 27 février 1909.

A. — Eau brute.
B. — Effluent de la fosse septique. N° 1.
C. — — N° 2.
D. — Effluent des lits à percolation anciens.
E. — — nouveaux. N° 1.
F. — — — N° 2.

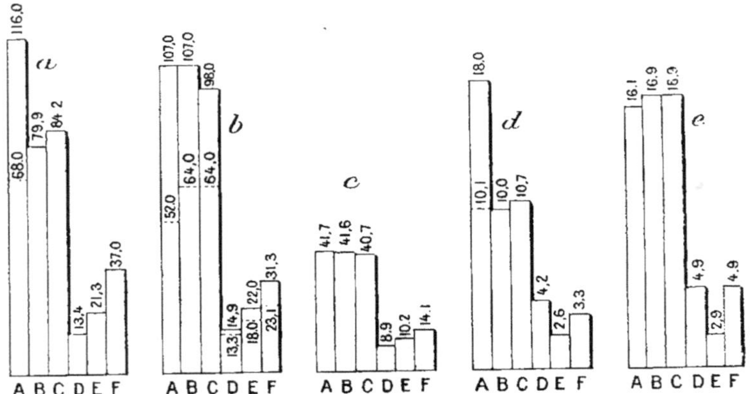

Graphique n° 9. — Analyses du 28 mars au 5 avril 1909.

a. — Carbone organique en C.
——— total.
.... dissous.

b. — Oxydabilité au permanganate.
——— sol. acide.
.... sol. alcaline.

c. — Oxygène absorbé en 4 heures

d. — Azote organique en Az.
——— total.
.... dissous.

e. — Ammoniaque en AzH^3.

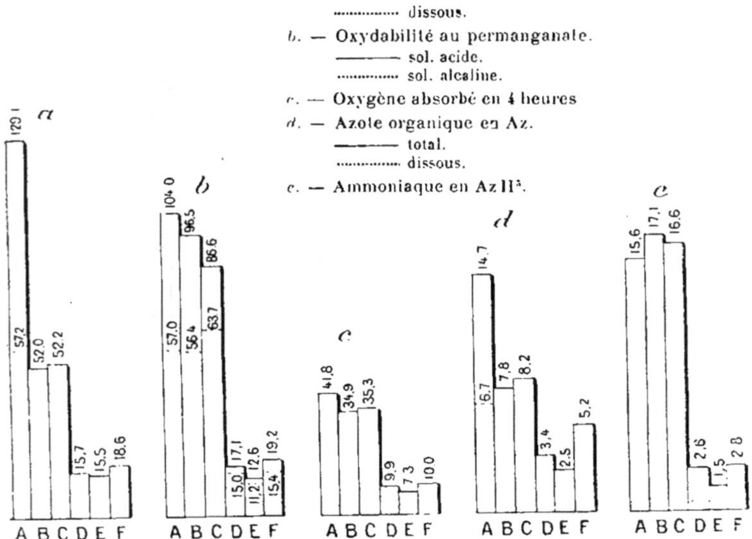

Graphique n° 10. — Analyses du 25 avril au 1er mai 1909

A. — Eau brute.
B. — Effluent de la fosse septique. N° 1.
C. — — N° 2.
D. — Effluent des lits à percolation anciens.
E. — — nouveaux. N° 1.
F. — — — N° 2.

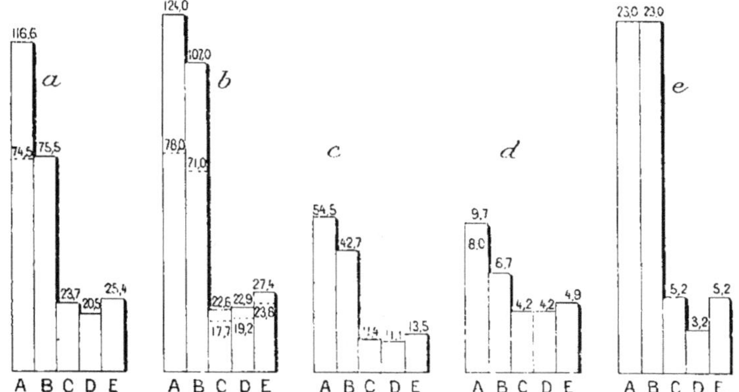

Graphique n° 11. — Analyses du 8 au 14 juin 1909.

a. — Carbone organique en C.
——— total.
.... dissous.

b. — Oxydabilité au permanganate.
——— sol. acide.
.... sol. alcaline.

c. — Oxygène absorbé en 4 heures.

d. — Azote organique en Az.
——— total.
.... dissous.

e. — Ammoniaque en AzH^3.

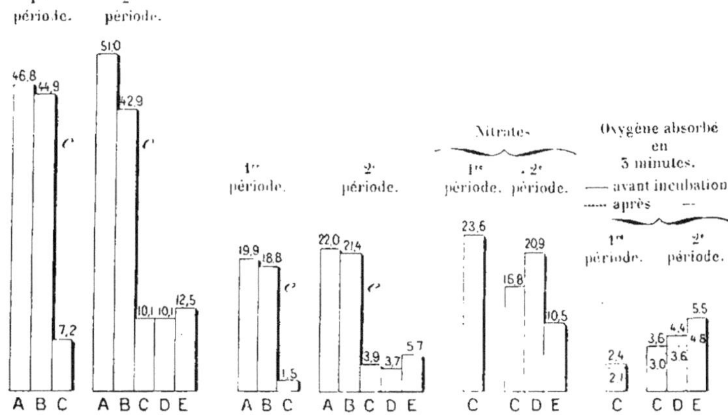

Graphique n° 12. — Moyennes annuelles.

A. — Eau brute.
B. — Effluent des fosses septiques.
C. — Effluent des lits à percolation anciens.
D. — — nouveaux. N° 1.
E. — — — N° 2.

CHAPITRE III

ÉTUDE COMPARATIVE DES RÉSULTATS OBTENUS POUR L'ÉPURATION DES EAUX D'ÉGOUT DE LA MADELEINE PAR LES LITS BACTÉRIENS DE CONTACT ET LES LITS BACTÉRIENS A PERCOLATION

Nous avons déjà montré combien étaient grandes les variations dans la composition des eaux d'égout, en particulier celles des villes industrielles comme La Madeleine. Pour porter un jugement sur un procédé d'épuration de ces eaux, il est donc indispensable d'étudier les résultats d'analyses aussi fréquentes que possible (quotidiennes dans notre laboratoire), et d'en tirer les moyennes générales.

La transformation des anciens lits à percolation que nous réalisons actuellement, et que nous décrirons dans le prochain chapitre, nous incite à résumer les résultats que nous avons obtenus jusqu'à présent pour l'épuration des eaux d'égout par l'emploi des lits bactériens, soit de contact, soit à percolation.

Nous avons résumé dans le tableau II les *coefficients d'épuration* obtenus pendant chaque période par rapport à l'eau brute ou par rapport à l'effluent des fosses septiques.

Pour plus de rigueur dans les calculs, nous avons établi ces pourcentages seulement sur les matières dissoutes ou colloïdales, éliminant les matières en suspension dont la détermination est trop sujette à erreurs.

Nous avons réuni dans un second tableau (III) ce que nous avons appelé les *témoins d'oxydation* : ce sont les moyennes des déterminations de l'oxygène absorbé en 3 minutes avant et après incubation et des dosages des nitrates et des nitrites (ces derniers depuis 1906 seulement).

Nous n'avons pas voulu, dans ces tableaux déjà trop char-

TABLEAU II. — **Coefficients centésimaux d'épuration des Lits bactériens.**

		RAPPORTÉS A L'EAU BRUTE								RAPPORTÉS A L'EFFLUENT DES FOSSES SEPTIQUES									
		LITS DE CONTACT						LITS A PERCOLATION		LITS DE CONTACT								LITS A PERCOLATION	
		1er CONTACT			2e CONTACT					1er CONTACT				2e CONTACT					
		A	B		A	B				A		B		A		B			
			Acide	Alcaline		Acide	Alcaline	Acide	Alcaline	Acide	Alcaline	Acide	Alcaline	Acide	Alcaline	Acide	Alcaline	Acide	Alcaline
Oxygène absorbé en 4 heures	1904-1805	»	»		»	»		»		48,5		48,5		58,6		58,6		»	
	1er semestre 1906	»	55,8		»	55,6		66,0		»		41,7		»		58,0		67,8	
	1906-1907	»	48,2		»	66,9		85,0		»		42,7		»		65,7		81,2	
Ammoniaque	1904-1905	»	»		»	»		»		49,1		46,5		72,4		67,0		»	
	1er semestre 1906	»	54,5		»	61,6		67,0		»		59,6		»		64,7		69,7	
	1906-1907	»	41,5		»	67,5		90,1		»		45,5		»		68,7		90,9	
Oxydabilité	1904-1905	»	»	»	»	»	»	»	»	59,9	42,4	42,2	58,8	65,5	55,6	64,8	58,5	»	»
	1er semestre 1906	»	41,0	50,0	»	60,0	69,0	77,0	79,0	»	»	45,0	52,0	»	»	65,0	70,0	77,0	80,0
	1907-1908	»	52,0	58,0	»	71,0	75,0	88,0	88,0	»	»	45,0	44,0	»	»	65,0	64,0	86,0	84,0
Azote organique	1904-1905	»	»		»	»		»		25,5		24,4		47,9		44,6		»	
	1er semestre 1906	»	21,0		»	44,0		77,0		»		50,0		»		50,0		80,0	
	1906-1907	»	5,0		»	25,0		68,0		»		28,0		»		42,0		76,0	
Carbone organique	1904-1905	»	»		»	»		»		47,0		48,5		66,4		64,8		»	
	1er semestre 1906	»	57,5		»	62,6		76,0		»		19,5		»		51,9		69,1	
	1906-1907	»	59,6		»	61,7		81,7		»		25,6		»		51,2		76,8	

		ANCIEN		NOUVEAUX N° 1		NOUVEAUX N° 2		ANCIEN		NOUVEAUX N° 1		NOUVEAUX N° 2	
Oxygène absorbé en 4 heures	1er semestre 1906	66,0		»		»		67,6		»		»	
	1906-1907	85,0		»		»		81,2		»		»	
	1907-1908	86,0		»		»		85,5		»		»	
	1908-1909 :												
	1re période	85,0		»		»		84,0		»		»	
	2e période	80,0		80,0		76,0		76,5		76,5		60,9	
Ammoniaque.	1er semestre 1906	67,1		»		»		69,7		»		»	
	1906-1907	90,5		»		»		90,9		»		»	
	1907-1908	92,1		»		»		92,5		»		»	
	1908-1909 :												
	1re période	92,5		»		»		92,1		»		»	
	2e période	82,5		85,2		74,1		81,8		82,7		75,4	
		Acide	Alcaline	Acide	Alcaline	Acide	Alcaline	Acide	Alcaline	Acide	Alcaline	Acide	Alcaline
Oxydabilité	1er semestre 1906	77,0	79,0	»	»	»	»	79,0	80,0	»	»	»	»
	1906-1907	88,0	88,0	»	»	»	»	86,0	84,0	»	»	»	»
	1907-1908	86,9	85,0	»	»	»	»	80,5	80,9	»	»	»	»
	1908-1909 :												
	1re période	86,5	82,6	»	»	»	»	85,2	82,0	»	»	»	»
	2e période	85,9	78,4	81,5	72,7	76,2	66,5	85,2	78,0	77,8	72,5	71,7	66,0
Azote organique	1er semestre 1906	77,0		»		»		80,0		»		»	
	1906-1907	68,0		»		»		76,0		»		»	
	1907-1908	67,9		»		»		60,7		»		»	
	1908-1909 :												
	1re période	79,9		»		»		79,7		»		»	
	2e période	61,7		61,0		49,9		61,2		60,1		47,7	
Carbone organique	1er semestre 1906	76,0		»		»		69,1		»		»	
	1906-1907	81,7		»		»		76,8		»		»	
	1907-1908	78,9		»		»		77,5		»		»	
	1908-1909 :												
	1re période	90,5		»		»		89,6		»		»	
	2e période	78,2		72,0		85,8		75,9		68,7		59,7	

TABLEAU III. — **Témoins d'oxydation.**

	OXYGÈNE ABSORBÉ EN 3 MINUTES (*a* avant incubation. *b* après incubation.)										NITRATES				
	LITS DE CONTACT								LIT A PERCOLATION		LITS DE CONTACT				LIT A PERCOLATION
	1er CONTACT				2e CONTACT						1er CONTACT		2e CONTACT		
	A		B		A		B				A	B	A	B	
	a	*b*	*a*	*b*	*a*	*b*	*a*	*b*	*a*	*b*	—	—	—	—	
1904-1905.	5,5	5,2	5,9	5,1	3,5	3,0	3,7	2,9	»	»	5,8	4,7	17	13,7	»
1er semestre 1906. .	»	»	5,2	6,6	»	»	3,8	3,2	2,8	3,0	»	5,6	»	15,5	22,9
1906-1907.	»	»	5,6	7,4	»	»	3,6	2,9	1,67	1,58	»	4,2	»	16,4	33,8

	LITS BACTÉRIENS A PERCOLATION						LITS BACTÉRIENS A PERCOLATION					
	ANCIENS		NOUVEAUX				ANCIENS		NOUVEAUX			
			N° 1		N° 2				N° 1		N° 2	
	a	*b*	*a*	*b*	*a*	*b*	Nitrates	Nitrites	Nitrates	Nitrites	Nitrates	Nitrites
1er semestre 1906. .	2,79	3,04	»	»	»	»	22,9	trac.	»	»	»	»
1906-1907.	1,67	1,58	»	»	»	»	33,8	0,84	»	»	»	»
1907-1908.	2,5	2,3	»	»	»	»	32,0	0,4	»	»	»	»
1908-1909 1re période	2,4	2,1	»	»	»	»	23,6	0,4	»	»	»	»
— 2e période	3,6	3,0	4,4	3,6	5,5	4,8	16,8	0,5	20,9	1,3	10,5	1,1

gés, faire entrer un facteur pourtant si important : les volumes d'eau traités par jour et par mètre carré de surface de lit.

Ces volumes ont été de :

	Litres en 24 heures.	Remplissages par 24 heures.
	—	—
Lits de contact 1904-1905	330 à 500	2 à 3
1905-1906	165 à 500	1 à 3
1906-1907	165	1

	Moyenne.	Maximum.
	—	—
Lits à percolation 1906 (1er semestre). .	557 litres.	980 litres.
1906-1907.	500 —	930 —
1607-1908	500 —	1 000 —
1908-1907	450 —	1 000 —

1° Lits de contact.

Si l'on examine les résultats obtenus pendant la période de trois années, de juillet 1904 à juin 1907, on constate immédiatement que, pour les eaux d'égout de la Madeleine, un seul contact ne permet pas d'obtenir une épuration suffisante. Le plus souvent il reste dans l'effluent la moitié des matières organiques, quelquefois les deux tiers et même plus, et la quantité de nitrates formés est toujours insuffisante pour parfaire l'épuration. Cependant, le régime pendant les deux premières années fut de un ou deux remplissages par jour, exceptionnellement trois remplissages pendant une période très courte, ce qui porte à un taux très faible la quantité d'eau traitée par jour et par mètre carré de surface de lit (compté sur 1 mètre de profondeur).

Par contre, l'effluent des lits de deuxième contact, bien que non complètement épuré, l'a toujours été suffisamment pour qu'il ne fût plus putrescible, les nitrates ayant été assez abondants pour terminer l'oxydation de la matière organique. Cet effluent pouvait être rejeté sans danger de contamination, dans un cours d'eau.

2° Lits à siphons percolateurs.

Depuis la mise en service de nos premiers lits bactériens à siphons percolateurs, la quantité d'eau traitée par mètre carré et par jour a été sensiblement la même, c'est-à-dire de 500 litres en moyenne, avec 1000 litres comme maximum. Nous rappelons que ces lits ont environ 1 m. 50 de hauteur. Les tableaux montrent que la comparaison des résultats obtenus par les lits à siphons percolateurs avec ceux des lits de contact est tout à l'avantage des premiers, malgré (et nous insistons sur ce point qui est de la plus grande importance pour la dépense de premier établissement) que le volume d'eau traité sur 1 mètre carré de surface de lit à siphon percolateur eût toujours été de deux à trois fois supérieur à celui traité sur la même surface de lit de contact.

Nous rappellerons à ce sujet le résumé donné par *Sidney Barwise* (¹), que nous modifions quelque peu d'après nos expériences, montrant les avantages et les inconvénients de ces deux modes de traitement :

LITS DE CONTACT.	LITS PERCOLATEURS.
1° Les lits de contact doivent être construits en maçonnerie *étanche*, ce qui entraîne nécessairement des frais considérables.	Les lits percolateurs sont moins coûteux à construire parce qu'ils n'ont pas besoin d'être supportés par des murs en maçonnerie.
2° Un double contact est indispensable pour obtenir une épuration suffisante.	Ils donnent des résultats beaucoup plus satisfaisants et toujours un effluent plus limpide.
3° Le volume d'air qui pénètre dans un lit de contact est seulement égal au volume d'eau d'égout traité ; par suite l'oxydation y est limitée.	Le volume d'air qui pénètre dans les scories peut être au moins égal à cinq fois le volume d'eau d'égout traité. Cette eau, qui ruisselle sur les matériaux en lame mince, est toujours intimement mélangée à l'air : par suite l'oxydation y est beaucoup plus active.
4° L'eau d'égout, noyant les scories du lit de contact, tend sans cesse à y produire des tassements.	Si le lit percolateur est bien construit, il ne s'y produit aucune détérioration ; les scories de la surface s'effritent seules avec le temps, mais cet inconvénient pourrait être évité par l'emploi de matériaux moins fragiles.
5° Les lits à double contact permettent de traiter au maximum 500 *litres d'eau d'égout par mètre carré et par jour*.	Les lits percolateurs peuvent facilement traiter *au moins un mètre cube d'eau d'égout par mètre carré et par jour*, soit au moins 2 fois plus que les lits de double contact.

Lorsque nous avons entrepris ces expériences et ces démonstrations, la plupart des dispositifs employés actuellement

(¹) Ces recherches, t. II, p. 46.

pour obtenir la répartition la plus égale possible de l'eau à la surface des lits percolateurs étaient inventés. Mais, frappés du prix élevé de ces appareils et de la fragilité de certains d'entre eux, nous avons résolu d'aller, d'étape en étape, de la méthode la plus simple à la plus compliquée, avec l'espérance de trouver un dispositif moyen qui, sans présenter tous les avantages des appareils les plus perfectionnés, en aurait suffisamment pour permettre d'obtenir les résultats demandés.

Tout d'abord, le liquide évacué par les chasses était simplement réparti par des rigoles peu profondes, creusées parallèlement les unes aux autres et espacées d'environ 0 m. 60 sur toute la longueur du lit bactérien. Nous n'avons pas tardé à nous convaincre que ce système de distribution était défectueux; l'intensité et la rapidité des chasses entraînaient trop souvent les matériaux les plus légers vers l'extrémité des rigoles, de sorte que celles-ci se déformaient et finissaient par se colmater.

Pour obvier à cet inconvénient, nous avons adopté des canaux couverts, formés de simples briques creuses, alignées bout à bout, sans rejointoiement, sur toute la longueur des rigoles. Celles-ci fonctionnèrent très bien pendant 6 mois. Mais, au moment des grands froids que nous eûmes à subir durant la saison d'hiver, la gelée les fit éclater, de sorte que la répartition devint inégale, et il fallut songer à trouver un moyen de répartition plus pratique.

Nous décidâmes alors d'expérimenter, pour chacun de nos six siphons de chasse, un système différent :

1° *Gouttières en bois* goudronné en forme de V, coupées d'un trait de scie dans l'angle, tous les 20 centimètres, et reposant directement sur les scories. Au début, l'infiltration se faisait très bien et très régulièrement par ces fentes. Mais au bout de quelques jours, elles se bouchèrent fréquemment, soit par l'apport des poussières, soit par la formation de zooglées microbiennes. On était par suite obligé de les nettoyer trop souvent et nous dûmes les écarter.

2° *Drains cylindriques* en terre cuite. Les drains étaient placés sur les scories bout à bout, sans rejointoiement, en lignes parallèles. Pour vérifier si la répartition de l'eau y était convenable, nous intercalâmes tous les deux mètres, entre les extrémités contiguës de deux drains, des tuiles formant regards. Le dernier drain de chaque rang était obstrué par du mortier de façon à éviter que le flot puisse s'évacuer par l'extrémité du canal. Ces drains nous ont toujours donné satisfaction. Même par les grands froids (— 12°) que nous eûmes à subir en janvier et février 1907, ils sont restés intacts et ne se sont jamais obstrués. Quelques interstices se colmatent au bout d'un certain temps : il suffit de retourner les drains sur eux-mêmes sans les déplacer, de manière à mettre au-dessus la partie qui se trouvait au-dessous. Le prix des drains étant minime (90 francs le 1000) et leur durée paraissant illimitée, ce système de distribution semble à première vue le plus économique, en même temps que le plus robuste. Cependant, la pose des drains exige les plus grands soins et les tassements qui peuvent se produire à la surface des lits, par suite de l'effritement des scories, les déplacent à la longue sans qu'on puisse s'en apercevoir facilement. Il se produit alors des interstices trop grands qui laissent échapper l'eau en proportion considérable sur certains points seulement de la surface des lits. De plus, la surface de dispersion de l'eau par les interstices étant très limitée, il faut multiplier les lignes parallèles de drains, qui se trouvent ainsi à une distance d'environ 0 m. 50. Il y a donc lieu de disposer parallèlement un très grand nombre de drains, soit, au minimum, 6 drains 2/3 par mètre carré.

3° et 4° *Briques creuses* conservées pour comparaison.

5° *Tuiles larges à fond plat.* — Ces tuiles, que nous avons dû faire fabriquer tout exprès, étaient munies de couvercles mobiles. On ne pouvait utiliser les pannes faîtières du commerce, car, par expérience, nous avons reconnu qu'il était impossible d'en faire des conduites convenables dans un milieu non aggloméré comme les scories. Les tuiles mesuraient 0 m. 25 de longueur et les bords étaient relevés à angle de 45° sur 0 m. 10 de hauteur. Placées bout à bout sur toute la longueur des rigoles, avec une pente convenable, elles assuraient un écoulement facile au produit des chasses. Il était aisé de les visiter et de les balayer de temps en temps en enlevant leurs couvercles. Malheureusement leur poids relativement considérable amena bientôt un tassement des scories sous-jacentes. Les interstices se bouchaient, ou bien, si on les écartait quelque peu, ils laissaient échapper trop de liquide, de sorte que la répartition devenait inégale. En résumé, mauvaise répartition et prix très élevé des tuiles.

6° *Tuyaux métalliques.* — Notre premier essai fut effectué avec des tubes de fer de 50 millimètres de diamètre intérieur, percés de chaque côté, tous les 25 centimètres, de trous circulaires en quinconces, larges de 6 millimètres. L'orifice de chacun de ces trous est dirigé de telle manière que l'eau se trouve projetée latéralement à angle d'environ 45°. D'autres trous espacés d'un mètre les uns des autres sont placés sur le plancher même des tubes, de manière à assurer leur vidange complète après chaque chasse. L'extrémité est obturée par un bouchon. Les tubes parallèles, espacés de 0 m. 65, étaient tous reliés au canal de distribution du siphon par un large cylindre creux muni de bouches verticales d'aération. Placés directement sur les scories ils laissent facilement écouler le liquide sous une pression qui varie suivant la hauteur de chute du réservoir de chasse et qui diminue au fur et à mesure que ce dernier se vide. Les jets, d'abord écartés, retombent à environ 0 m. 40 de chaque côté, puis se rapprochent pour finir en minces ruisselets baveurs. La répartition s'effectue ainsi d'une manière très satisfaisante. Elle eût été meilleure encore avec des becs pulvérisateurs, mais l'emploi de ces derniers exige une pression d'au moins 1 m. 50 dont nous ne disposions pas à la Madeleine.

Ces divers dispositifs de répartition ont été utilisés successivement, et en dernier lieu notre grand lit bactérien percolateur ne supportait que des rigoles en drains pour cinq siphons et des tubes en fer pour un siphon.

Quoi qu'il en soit, les résultats obtenus de janvier 1906 à décembre 1908, pendant trois ans, ont été toujours excellents, comme le montrent les hauts coefficients d'épuration obtenus.

Nous remarquons ensuite une diminution très nette dans le pouvoir épurateur de ce lit pendant le premier semestre 1909.

Nous l'attribuons à l'effritement des scories qui amène un tassement exagéré des matériaux et par suite la formation de voies (ou renards), qui entraînent trop rapidement les eaux vers l'évacuation. Cet effritement nous a contraints, en 1908, à faire piocher le lit, mais cette méthode est tout à fait condamnable, car on facilite ainsi la pénétration des poussières dans la profondeur du lit. Il n'y aurait qu'un remède : changer les scories de la surface à certaines époques, tous les deux ou trois ans, par exemple, suivant la texture des scories employées. Mais il en résulterait d'assez fortes dépenses. Il nous a donc paru préférable de chercher à utiliser d'autres matériaux mieux capables de résister aux intempéries. C'est pourquoi nous avons imaginé de construire un lit bactérien formé de cellules rectangulaires en briques, enfermant des fragments de calcaire et des briquettes de tourbe compacte.

Ayant reconnu que les drains et les tuyaux métalliques perforés permettaient d'obtenir de bons résultats d'épuration, nous avons fait établir, en remplacement de deux lits de contact, deux lits à percolation d'égale surface, composés de matériaux identiques, et dont la différence essentielle était que l'un était alimenté par des drains, l'autre par des tubes de fonte perforés. Les drains sont en lignes parallèles espacées de 0 m. 50; les tuyaux de fonte perforés, comme nous l'avons décrit plus haut, sont en lignes parallèles espacées de 1 m. 55. Dans le but de donner une plus grande charge au moment de l'évacuation du syphon dans les tubes, nous avons dû abaisser la hauteur du lit à 1 m. 35, tandis qu'elle restait à 1 m. 50 pour le lit alimenté par les drains. Les résultats montrent d'une façon très nette que l'emploi de tubes donne une épuration de beaucoup plus parfaite que celui des drains. De plus, dans les conditions de notre expérience, le prix d'établissement est sensiblement le même dans les deux cas. Nous n'hésitons donc pas à conclure qu'on aura toujours de grands avantages à employer les tubes de fonte. Ces tubes se trouvent en toutes dimensions dans le commerce; leur rejointoiement peut se faire très économiquement avec de simples bandes de toile goudronnée, et la fonte se montre de plus très résistante à l'oxydation. La pose est facile et le nettoyage est très simple, car il suffit au moment d'une chasse de déboucher l'extrémité d'un tube et de recevoir le flot dans un seau. Enfin, avec des trous de 5 millimètres, l'obturation est accidentelle (moins de 1 pour 100 par semaine), et encore avons-nous souvent remarqué que les trous obstrués se débouchaient spontanément au début d'une chasse. L'entretien est donc simple et facile, car il suffit de regarder pendant les chasses pour savoir quels trous doivent être nettoyés.

CHAPITRE IV

NOUVEAUX DISPOSITIFS POUR L'INSTALLATION DE LITS BACTÉRIENS PERMANENTS A LA MADELEINE

Nous avons signalé dans le chapitre Ier que, dès le début de l'année 1909, les résultats d'épuration, obtenus dans le grand lit bactérien à percolation alimenté par les siphons Geneste-Herscher construit depuis 3 ans, bien qu'étant encore très satisfaisants, devenaient moins bons.

Pour nous rendre compte de l'état des matériaux dans ce lit, nous avons fait pratiquer une saignée qui nous a montré que les scories non seulement étaient un peu salies par les matières en suspension ou colloïdales provenant des eaux d'égout, mais encore s'étaient effritées considérablement. La cause de cet effritement provient du peu de résistance des scories que nous avions pu nous procurer à Lille et dans les environs, et qui, provenant des usines du pays, étaient trop friables. Sous l'influence du tassement et des alternatives d'aération et de mouillage elles ont fini par se désagréger.

Ces mêmes inconvénients ont été signalés dans la plupart des installations anglaises. A *Manchester* en particulier, les scories des lits de contact ont dû être lavées et criblées de nouveau après une période de cinq années.

Or cette manipulation est assez coûteuse, car il est nécessaire de remplacer tous les déchets. Il faut donc l'éviter, surtout pour les petites installations où il n'existe aucun lit bactérien de réserve et où l'on doit évacuer sans épuration les eaux usées lorsque la remise en état des matériaux du lit devient indispensable. Pour cette raison nous avons cru nécessaire d'expérimenter des matériaux moins friables, susceptibles de remplacer les scories, tout en permettant d'obtenir une épuration effective.

Pour ces essais nous avons décidé de diviser le grand lit bactérien à percolation, alimenté par 6 siphons Geneste Herscher, en 6 lits bactériens à percolation indépendants les uns des autres.

Les planches III et IV donnent les plans et coupes de l'installation expérimentale de la Madeleine ainsi transformée

L'effluent des fosses septiques s'écoule comme précédemment par la canalisation $\lambda\mu$ établie le long de notre ancien bassin collecteur, puis dans une autre rigole perpendiculaire à la précédente, qui alimente directement les réservoirs de chasse EFGHIK à gauche et les réservoirs LMNO à droite.

C'est la partie de gauche de l'ancien lit qui a été divisée en 6 lits bactériens à percolation, alimentés chacun par un des réservoirs EFGHIK. Ces lits, numérotés de 1 à 6, sont complètement séparés les uns des autres par un mur qui s'élève jusqu'à quelques centimètres au-dessus de la surface des matériaux du lit ; chaque section mesure ainsi 4 m. 20 de large, 10 mètres de longueur à la surface et 11 mètres au fond. Elle est terminée en talus soutenu par un mur ajouré de 0 m. 85 de haut. La hauteur totale des matériaux est ainsi de 1 m. 40. Le fond est en pente régulière vers les petites rigoles *r* qui, après avoir traversé respectivement les bassins d'échantillonnage *efghik*, rejoignent la rigole commune d'évacuation des effluents R.

L'effluent des fosses septiques, après avoir été chassé des réservoirs, est réparti sur les matériaux au moyen de tubes en fonte identiques à ceux décrits dans le précédent volume et qui nous ont fourni les meilleurs résultats.

Le lit bactérien n° 1 est composé de tourbe de la Somme en briquettes telles qu'elles sont fournies au commerce, mélangées à environ 1/3 de leur volume de morceaux de pierre calcaire de la grosseur d'un œuf.

Le lit bactérien n° 2 est composé de briques cassées en fragments de la grosseur d'un œuf de poule mélangées aux mêmes pierres calcaires dans la proportion de 3 parties de briques pour 1 de pierres calcaires.

Les lits bactériens numéros 3, 4 et 5 ont été gardés tels

provisoirement et permettront de continuer l'expérience de durée des scories.

Le lit bactérien n° 6 (fig. 1) est de forme toute nouvelle. Nous l'avons construit avec des briques entières disposées les unes horizontalement, les autres verticalement par couches

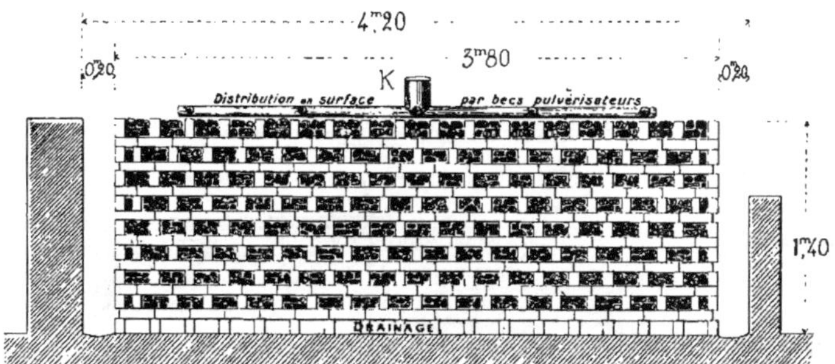

Fig. 1. — Nouveau lit bactérien permanent de la Madeleine (briques, tourbe et calcaire).

alternatives en quinconces, laissant entre elles des espaces vides rectangulaires dans chacun desquels on a placé des briquettes de tourbe et quelques fragments de calcaire.

Il est évident qu'un tel lit sera de construction plus coûteuse, mais les briques entières qui le constituent sont inusables, et s'il est nécessaire de remplacer au bout de quelques années la tourbe et le calcaire des cellules, le travail sera très facile et beaucoup moins onéreux que lorsqu'il s'agit de laver les scories, de les cribler et d'en renouveler une bonne partie

Cette disposition est représentée en coupe dans la figure 1. Ce lit n° 6 aura comme dimensions : largeur 3 m. 80, longueur 10 mètres, hauteur 1 m. 40. La largeur est un peu moins grande que celle des autres lits, mais il sera plus largement aéré.

C'est grâce à l'obligeant concours de M. Saunier, conducteur des ponts et chaussées, que ces transformations ont pu être réalisées dans les meilleures conditions. Nous saisissons avec empressement l'occasion qui nous est offerte de le remercier de nouveau pour la collaboration toute dévouée qu'il ne cesse d'apporter à nos travaux.

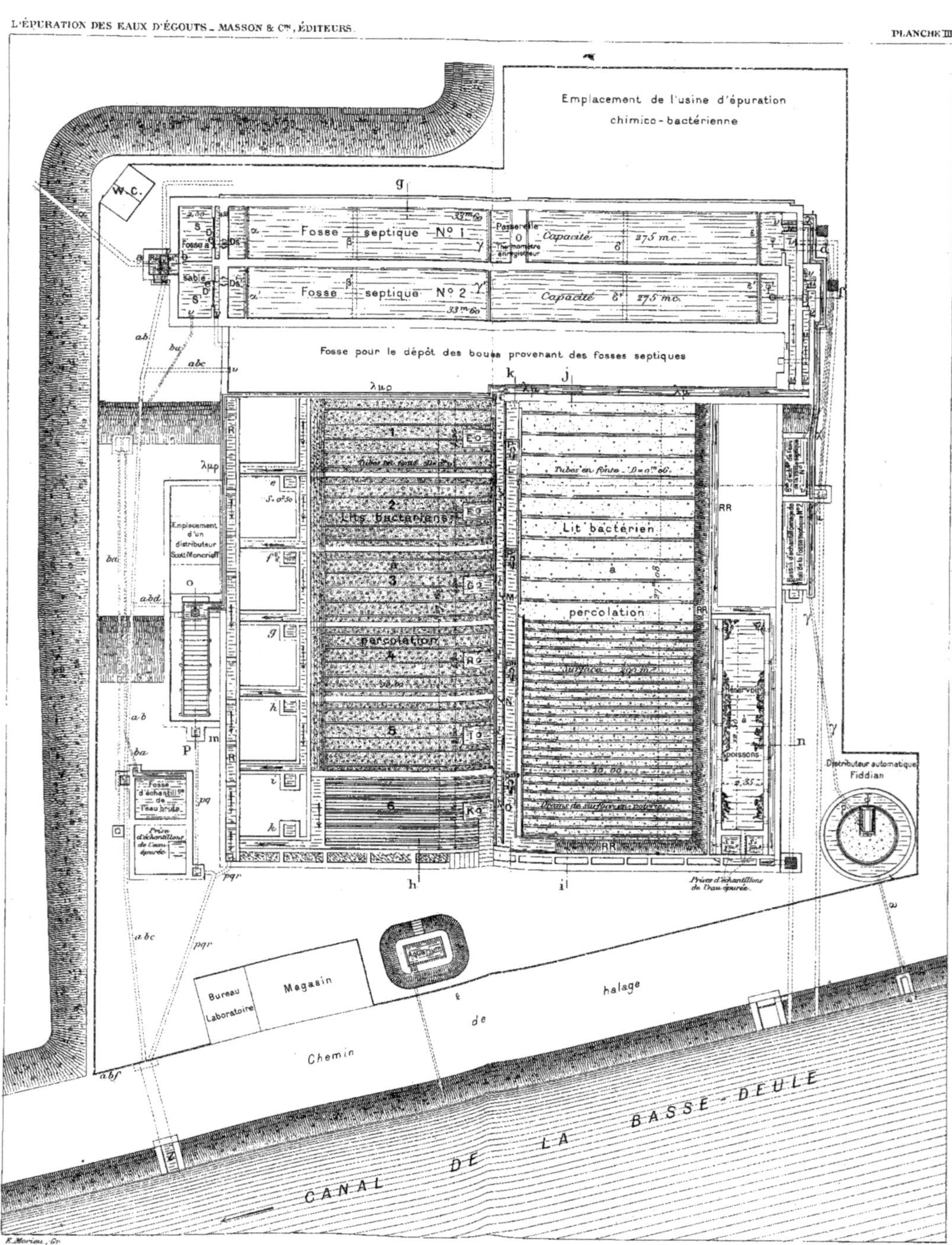

E. Morieu, Gr.

STATION EXPÉRIMENTALE DE LA MADELEINE.

Imp. Dufrénoy, Paris.

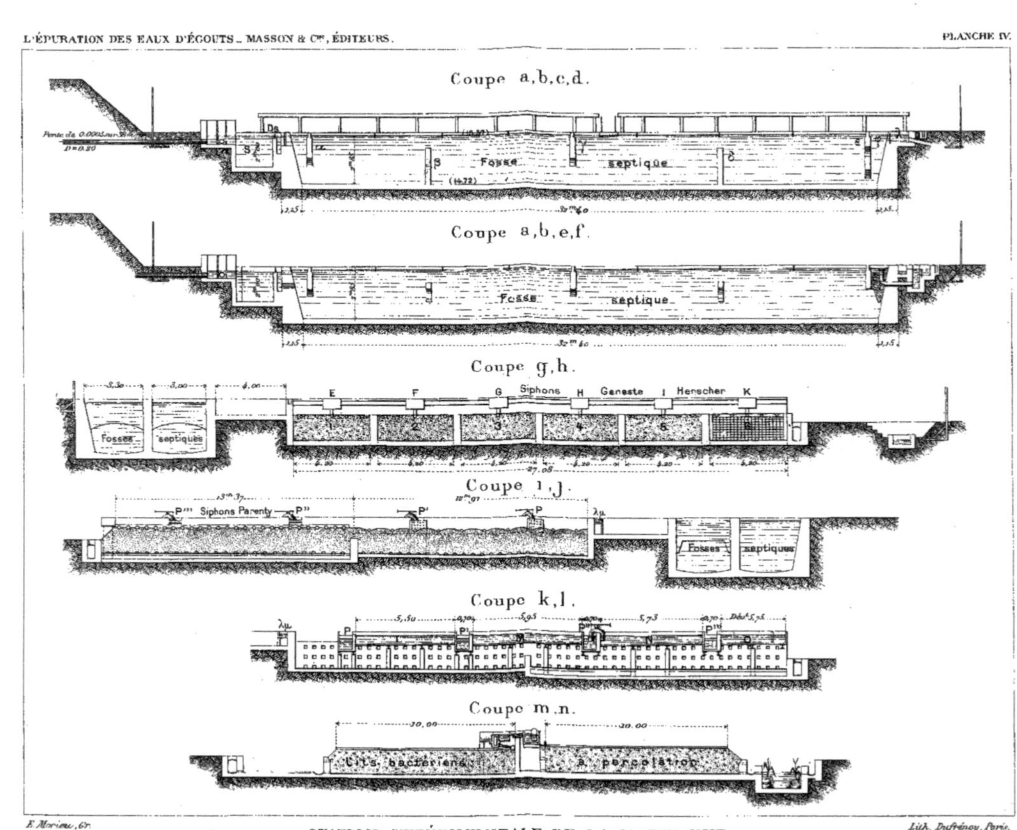

E. Morieu, Gr.

Lith. Dufrénoy, Paris.

STATION EXPÉRIMENTALE DE LA MADELEINE.

CHAPITRE V

RECHERCHES SUR L'UTILISATION DE LA TOURBE DANS LES LITS BACTÉRIENS

Nos premières expériences[1] d'épuration d'eaux d'égout par la tourbe ne nous avaient donné que de mauvais résultats. Nous en avons eu l'explication par une communication nouvelle de MM. *Müntz* et *Lainé* qui précisaient que, dans leurs essais, ils avaient employé de la tourbe noire de la Somme, tandis que notre lit était constitué de scories et de tourbe mousseuse de Hollande. Cette dernière tourbe se feutre et se tasse très rapidement, si bien que les eaux, ayant la plus grande difficulté à les traverser, se répandent sur les bords du lit et, ne le traversant pas, ne subissent aucune épuration.

Une deuxième expérience[2] dans laquelle nous avons employé de la tourbe de la Somme mélangée de calcaire dans un lit bactérien de laboratoire de trop faible diamètre, ne nous donna pas de résultats sensiblement meilleurs.

Nous avons repris ces essais cette année à la station expérimentale de la Madeleine en employant un mélange de 3 parties de tourbe et 1 partie de pierres calcaires en morceaux de la grosseur d'un œuf, placé dans un appareil de *Scott-Moncrieff*.

*
* *

L'appareil Scott-Moncrieff (fig. 2) se compose d'une cuve en tôle galvanisée A d'une hauteur de 7 pieds anglais (2 m. 13) avec une longueur de 3 pieds (0 m. 91) et une largeur de 1 pied (0 m. 305), entourée d'une enveloppe en bois de façon

(1) Ces recherches 3e volume, p. 87.
(2) Ces recherches 4e volume, p. 50.

à conserver la température aussi égale que possible. Cette cuve est remplie de matériaux C qui reposent sur une plaque perforée B au fond, et s'élèvent sur une hauteur de 6 pieds (1 m. 84).

A intervalles verticaux de 1 pied (0 m. 305), se trouvent des gouttières en fer galvanisé Q, fermées à une extrémité, et

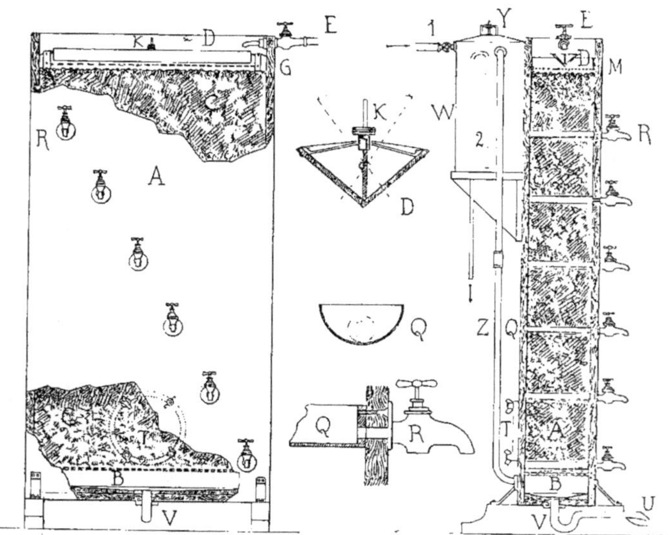

Fig. 2. — Appareil Scott-Moncrieff.

communiquant par l'autre avec l'extérieur par des robinets R placés sur le devant de l'appareil. On peut ainsi prélever des échantillons à 6 hauteurs différentes. Au-dessous de la plaque B se trouve un espace libre qui communique avec le drain U par le siphon V.

Il existe au bas de la cuve un trou d'homme avec un couvercle de bois T pour remplacer les matériaux après expérience. Un autre plateau perforé M est placé juste au-dessus de la surface des matériaux.

L'eau à traiter s'écoule en E d'un appareil régulateur qui n'est pas indiqué dans la figure et qui permet d'obtenir un débit constant et mesuré. L'eau tombe dans un long auget triangulaire D supporté par des pivots GG. Cet auget est divisé longitudinalement en deux parties par un diaphragme vertical. Les pivots GG sont placés de telle manière que le centre de gravité de l'auget se trouve au-dessus de l'axe de rotation. Un petit poids F est placé sur une tige verticale de façon à régler la stabilité de l'auget.

L'eau s'écoulant de E remplit un des côtés de l'auget D jusqu'à ce qu'il bascule et déverse son contenu sur la plaque perforée M, d'où il se répand sur les matériaux. L'autre côté s'emplit à son tour, puis bascule et ainsi de suite. L'eau est ainsi déversée régulièrement et continuellement à la surface des matériaux.

Lorsqu'il est nécessaire de connaître le degré d'aération utile, l'air est aspiré de l'espace au-dessous de B par l'appareil W, par l'intermédiaire du tube Z muni d'une valve ne permettant pas le reflux de l'air en B. A la partie supérieure de l'aspirateur W se trouve une valve Y fonctionnant seulement de dedans au dehors. L'eau est introduite dans l'aspirateur par 1 et un siphon automatique 2 vide l'appareil.

Aussitôt que le siphon 2 fonctionne et que le niveau de l'eau dans l'aspirateur W diminue, une aspiration se produit dans le tube Z dont la valve s'ouvre, tandis que la valve Y reste fermée. Comme l'air ne peut passer par le siphon V il doit venir uniquement du filtre qui est par suite aéré. Quand l'aspirateur est vide d'eau, le siphon 2 se désamorce et l'eau qui arrive comprime l'air. Celui-ci ne peut refluer dans le filtre et s'échappe par la valve Y. Comme on connaît la capacité de l'aspirateur, la vitesse de l'aération peut être connue et réglée.

La surface des matériaux étant de 0 m^2 277, pour connaître le volume d'eau traité par mètre carré de surface, il suffit de multiplier le volume d'eau admis dans l'appareil par 3,61.

*
* *

Dans le tableau suivant nous avons condensé les moyennes des résultats d'analyses de 3 périodes de 10 jours chacune. Nous avons rapporté les débits au taux par mètre carré et par jour. Il y a lieu de remarquer à ce sujet que le débit était absolument régulier la nuit comme le jour, ce qui n'arrive

Lits bactériens de tourbe et calcaire.

A. *Avant incubation.* — B. *Après incubation.*

	EAU BRUTE	EFFLUENT DES FOSSES SEPTIQUES	APPAREIL SCOTT-MONCRIEFF											
			1		2		3		4		5		6	
			A	B	A	B	A	B	A	B	A	B	A	B
Débit de 1126 litres par mètre carré et par jour.														
Oxygène absorbé en 4 heures	46,9	40,2	32,5	44,4	9,8	8,5	11,2	9,7	7,5	7,0	7,4	6,8	7,8	6,8
— en 5 minutes	»	»	15,5	51,5	3,6	5,4	3,7	3,4	2,7	2,3	2,6	2,0	2,7	2,4
Ammoniaque	19,4	18,7	18,5	22,1	4,2	5,6	3,4	3,5	1,1	0,4	0,4	tr.	0,4	0,0
Nitrates	»	»	0,6	0,0	10,5	6,8	19,4	14,2	34,5	35,4	39,2	38,2	38,9	36,9
Nitrites	»	»	0,0	0,0	1,2	5,7	2,8	5,0	0,5	2,0	0,5	0,9	0,9	1,5
Débit de 1798 litres par mètre carré et par jour.														
Oxygène absorbé en 4 heures	41,1	31,9	27,5	37,8	7,4	6,7	8,1	7,7	6,0	5,4	5,9	5,5	6,2	5,5
— en 5 minutes	»	»	15,4	24,8	2,9	2,5	3,2	2,6	2,0	2,0	2,0	1,8	2,2	2,0
Ammoniaque	16,5	16,7	15,1	15,5	2,5	0,8	0,8	0,6	0,3	0,0	0,16	0,0	0,15	0,0
Nitrates	»	»	0,0	0,0	9,0	12,5	18,0	19,0	27,0	31,5	25,0	30,5	26,0	31,5
Nitrites	»	»	0,0	0,0	1,2	2,9	1,4	3,5	tr.	0,4	tr.	0,2	0,6	0,9
Débit de 3580 litres par mètre carré et par jour.														
Oxygène absorbé en 4 heures	45,6	35,9	30,2	47,5	9,7	8,0	9,5	8,7	6,8	6,4	6,2	5,9	6,9	6,0
— en 5 minutes	»	»	14,9	31,2	3,8	3,0	3,4	3,2	2,6	2,5	2,2	2,0	2,5	2,0
Ammoniaque	20,6	19,9	19,8	20,0	5,4	5,1	3,9	3,2	0,9	0,3	0,7	0,2	0,9	0,0
Nitrates	»	»	0,0	0,0	3,8	2,0	8,1	4,8	25,5	25,0	26,2	27,3	25,2	27,5
Nitrites	»	»	0,0	0,0	0,8	2,1	1,9	4,3	0,6	2,2	0,5	1,0	1,5	2,5

jamais dans la pratique des grandes installations. Les numéros correspondent aux hauteurs de prises d'échantillons : le n° 1 est l'effluent qui a traversé une épaisseur de 0 m. 30 de tourbe, le n° 2, 0,60 et ainsi de suite, le n° 6 étant l'effluent ayant traversé une épaisseur de 1 m. 80 de tourbe.

Nous n'avons pas pu expérimenter des débits plus importants, par suite de la situation de notre appareil placé en contrebas du sol et de l'exiguité de la fosse d'écoulement de l'effluent qui venait baigner le bas de l'appareil.

Les résultats se sont montrés tout aussi remarquables que ceux qui avaient été publiés par MM. *Müntz* et *Lainé*. On voit que l'épuration est déjà très effective, même avec le grand débit de 3580 litres par mètre carré et par jour pour un lit d'une hauteur de 0 m. 60, et qu'avec un lit d'une hauteur de 1 m. 20 on obtient une épuration presque totale.

Ces essais vont être repris sur une beaucoup plus grande échelle avec les nouveaux lits que nous avons fait construire tout récemment et que nous avons décrits au chapitre IV. Ils nous permettront de nous rendre compte des conditions de perméabilité et de résistance de la tourbe exposée aux intempéries.

CHAPITRE VI

LES MATIÈRES ORGANIQUES COLLOÏDALES DANS LES EAUX D'ÉGOUT

Dans l'étude des procédés biologiques d'épuration des eaux d'égout, les matières colloïdales contenues dans ces eaux sont à considérer avec la plus grande attention. En effet, la matière organique qu'on y rencontre est sous trois états : l'état *solide*, l'état *colloïdal* et l'état *soluble*.

La plus grande partie des matières en suspension peut être éliminée des eaux par un dispositif approprié, et elles le seraient peut-être plus facilement sans la présence des matières colloïdales. Quant aux matières organiques solubles, elles sont, en général, à un état si voisin de leur désintégration finale, qu'elles sont facilement détruites par les agents microbiens.

Toutes les matières vivantes étant des colloïdes, il n'est pas étonnant d'en rencontrer dans les eaux d'égout qui contiennent tous les déchets de la vie. On peut s'en rendre compte très facilement par la simple filtration sur papier. Au début, le liquide passe trouble, mais rapidement, puis la filtration se ralentit de plus en plus et lorsque le liquide tombe goutte à goutte, il est limpide et transparent. Il se passe des phénomènes analogues dans les lits bactériens, et si l'effluent qui en sort est limpide, c'est que l'eau a pu abandonner, sur les matériaux dont se composent les lits, les matières organiques colloïdales qu'elle renfermait et qui concourent à lui donner très souvent son opalescence plus ou moins forte. Il est rare que ces matières colloïdales ainsi coagulées, par action de surface, sur les matériaux des lits bactériens, puissent être détruites, minéralisées intégralement par les germes microbiens ou les animaux inférieurs ; aussi, se produit-il du colmatage lorsque les matériaux sont fins, ou bien, si les matériaux sont volumineux, ces matières se détachent par morceaux et sont évacuées avec l'effluent.

Graham distingua les colloïdes des cristalloïdes par les propriétés de ces derniers de diffuser rapidement dans l'eau et de traverser sans difficulté une membrane de papier parchemin. Selon *J. Duclaux*, les solutions colloïdales ne sont pas homogènes : elles ont une structure analogue, peut être identique à celle d'une suspension d'une extrême finesse.

L'étude des matières colloïdales des eaux d'égout est rendue très difficile par leur diversité, et par l'incertitude des procédés proposés pour leur séparation des matières en solution vraie. Ces procédés sont : la dialyse, l'entraînement par précipitation chimique, l'entraînement par agitation avec une poudre inerte.

La détermination des matières colloïdales organiques dans les eaux d'égout a été faite d'abord par dialyse. *Fowler* et *Ardern* ont plongé, dans un vase contenant 750 centimètres cubes d'eau d'égout, un cylindre de parchemin renfermant 750 centimètres cubes d'eau distillée, de façon que les liquides soient au même niveau. A des intervalles de temps déterminé, ils prélevaient des échantillons au dedans et au dehors du dialyseur. L'expérience était continuée jusqu'à ce que les liquides aient la même teneur en chlore (24 heures). *J. Johnston* met 50 centimètres cubes d'eau d'égout, filtrée au papier et additionnée d'une quantité d'acide sulfurique suffisante pour la stériliser, dans un tube de parchemin suspendu dans un vase contenant 500 centimètres cubes d'eau distillée, renouvelée pendant la dialyse qui dure six jours.

Si la dialyse permet de séparer facilement les matières colloïdales minérales, pour les matières organiques son emploi fait commettre de graves erreurs. Pendant le temps relativement long de l'opération, 1 jour au minimum, les germes qui pullulent dans les eaux d'égout transforment la matière organique, et même si on prend la précaution d'ajouter un antiseptique, on ne peut être certain d'éliminer aussi l'action des diastases microbiennes. On sait, d'autre part, que certaines matières colloïdales peuvent traverser, lentement il est vrai, les membranes de parchemin, et qu'il existe des membranes qui s'opposent au passage rapide des substances cristalloïdes.

Depuis *G. Fowler*, *Sam Evans* et *Chadwick Oddie* ont proposé une méthode d'entraînement par précipitation chimique indiquée par *Rübner*, méthode qu'ils ont appelée *Clarification test*. Elle consiste à précipiter les matières colloïdales par une solution alcaline de sel ferrique. Dans une fiole conique, on ajoute à 200 centimètres cubes d'eau à analyser, 2 centimètres cubes de solution à 5 pour 100 d'acétate de soude et 2 centimètres cubes de solution à 10 pour 100 d'alun de fer et d'ammoniaque. On agite, on place la fiole sur un brûleur et on porte à l'ébullition qu'on maintient 2 minutes exactement. On refroidit et on filtre en ne jetant sur le filtre qu'aussi peu de précipité que possible. On obtient ainsi un liquide clair qui ne contient que des substances en vraie solution. On compare les analyses de l'eau et du filtrat. L'ébullition ne doit durer que le temps nécessaire à l'évaporation des 4 centimètres cubes de réactifs ajoutés. Des essais à blanc ont montré que les erreurs dues aux réactifs et à la filtration sont inappréciables. Des expériences comparatives avec les deux méthodes, dialyse et précipitation chimique, ont donné des résultats qui n'étaient pas numériquement identiques, mais le rapport des cristalloïdes et des colloïdes était le même.

Le sel ferrique précipite non seulement les matières colloïdales, mais les sulfures et peut-être d'autres matières oxydables, ce qui, lorsque les matières organiques sont évaluées par les méthodes de détermination de l'oxydabilité, peut causer des erreurs.

De même que, dans la dialyse, le choix de la membrane est à considérer, de même pour la précipitation, suivant le réactif employé, on obtient des résultats différents.

Dans une première série d'expériences d'une semaine, l'oxygène absorbé en 4 heures a été déterminé avant et après précipitation, d'un côté par l'alun de fer et d'ammoniaque, de l'autre, par la gelée d'alumine. La différence donnait l'oxygène absorbé par les matières précipitées[1]. Les résultats obtenus

(1) Dans toutes ces expériences on a employé ce terme de matières *préci-*

permettaient de calculer le pourcentage des matières restées en dissolution et des matières précipitées.

Ces résultats (tableau IV) diffèrent peu. Il y a lieu cependant de remarquer que, sauf pour l'effluent des fosses septiques, les matières précipitées sont plus abondantes avec la gelée d'alumine qu'avec le sel ferrique.

On a proposé pour la séparation des diastases, la formation

TABLEAU IV. — **Précipitation comparée.**

Oxygène absorbé en 4 heures (milligrammes par litre).

	EAU BRUTE	EFFLUENT DES FOSSES SEPTIQUES	LIT BACTÉRIEN 1	LIT BACTÉRIEN 2
A. — ALUN DE FER ET D'AMMONIAQUE.				
Matières oxydables totales . .	59,6	50,7	11,4	16,7
— dissoutes .	27,5	20,5	6,9	7,6
— précipitées	32,1	30,0	4,5	9,1
Proportion pour 100 :				
Matières dissoutes	46,1	40,8	60,5	45,5
— précipitées.	53,9	59,2	39,5	54,5
B. — ALUMINE.				
Matières oxydables totales . .	59,6	50,7	11,4	16,7
— dissoutes .	26,4	21,9	6,2	7,5
— précipitées	33,2	28,8	5,2	9,2
Proportion pour 100 :				
Matières dissoutes	44,3	43,2	58,8	44,9
— précipitées.	55,7	56,8	41,2	55,1

d'un précipité par l'action d'un phosphate soluble sur un sel de chaux. Dans les eaux d'égout on obtient ainsi un liquide clair, semblant bien privé de matières colloïdales, et pourtant les résultats de la détermination de l'oxygène absorbé, comparés (tableau V) avec ceux obtenus sur les liquides précipités par le sel ferrique comme précédemment, sont très différents.

Le sel ferrique donne toujours une proportion de matières précipitées très notablement supérieure à celle due au phosphate de chaux, qu'il s'agisse de l'eau brute, de l'effluent des fosses septiques ou de celui des lits bactériens.

pitées, car nos connaissances actuelles ne permettent pas d'affirmer qu'elles renferment toutes les matières colloïdales et aucune matière en solution.

Dans un milieu aussi complexe qu'une eau d'égout, il faut se garder, pour en étudier les matières colloïdales, de faire intervenir de nouveaux facteurs et la formation de précipités au sein des liquides analysés peut amener certains changements dans la composition des matières solubles. Aussi paraît-il plus rationnel d'utiliser la propriété des matières colloïdales de se fixer sur les matières inertes. Comme cette fixation se

TABLEAU V. — **Précipitation comparée.**

Oxygène absorbé en 4 heures (milligrammes par litre).

	EAU BRUTE	EFFLUENT DES FOSSES SEPTIQUES	LIT BACTÉRIEN 1	LIT BACTÉRIEN 2
A. — ALUN DE FER ET D'AMMONIAQUE.				
Matières oxydables totales . .	37,1	35,1	9.8	15,3
— dissoutes .	13,6	11,8	6,0	5,9
— précipitées	23,5	23,5	3,8	7,4
Proportion pour 100 :				
Matières dissoutes	36,6	33.6	61,2	44,3
— précipitées.	63,4	66,4	38.8	55,7
B. — CHLORURE DE CALCIUM ET PHOSPHATE DE SOUDE.				
Matières oxydables totales. . .	3,1	35,3	9,8	13,3
— dissoutes .	16,4	14.3	6,7	7,0
— précipitées	20,7	21,0	3,1	6,3
Proportion pour 100 :				
Matières dissoutes	43,9	40,7	68,3	52,6
— précipitées.	56,1	59,3	31,7	47,4

fait, d'après les idées admises, par des actions de surfaces, il faut s'adresser à des poudres impalpables comme le talc ou le kaolin. Il suffit d'agiter l'eau pendant un certain temps avec une assez grande quantité de talc (20 gr. pour 100 centimètres cubes ou plus si l'eau est très chargée) et de filtrer.

Dans une 3ᵉ série d'expériences d'une semaine, les eaux ont été précipitées par le sel ferrique et, comparativement, une autre partie traitée par le talc. Les moyennes des résultats obtenus sont données par le tableau VI.

La proportion pour 100 de matières précipitées est sensiblement la même pour l'eau brute et pour l'effluent des fosses septiques, quoique très légèrement plus faible avec le talc. Mais, pour les effluents des lits bactériens, les différences sont considérables, surtout pour l'effluent du lit n° 1, dans lequel la proportion des matières oxydables précipitées a été de 39,8 pour 100 avec le sel ferrique et seulement de 17,5 pour 100 avec le talc. Il semble qu'il faille attacher une grande importance à ces écarts, surtout si on considère la présence de

TABLEAU VI. — **Précipitation comparée.**

Oxygène absorbé en 4 heures (milligrammes par litre).

	EAU BRUTE	EFFLUENT DES FOSSES SEPTIQUES	LIT BACTÉRIEN 1	LIT BACTÉRIEN 2
A. — ALUN DE FER ET D'AMMONIAQUE.				
Matières oxydables totales . .	53,5	43,0	10,3	14,2
— dissoutes .	22,3	16,6	6,2	6,6
— précipitées	31,2	26,4	4,1	7,6
Proportion pour 100 :				
Matières dissoutes	41,6	38,6	60,2	46,4
— précipitées.	58,4	61,4	39,8	53,6
B. — TALC.				
Matières oxydables totales . .	53,5	43,0	10,3	14,2
— dissoutes .	22,6	17,1	8,5	8,5
— précipitées	30,9	25,9	1,8	5,7
Proportion pour 100 :				
Matières dissoutes	42,2	39,7	82,5	59,9
— précipitées.	57,8	60,3	17,5	40,1

matières colloïdales dans les effluents des lits bactériens comme un indice d'une épuration non achevée.

Quelle que soit la méthode de précipitation employée, la proportion de matières dissoutes pour 100 de matières oxydables totales est plus faible que celle des matières précipitées pour l'eau brute et l'effluent des fosses septiques; l'inverse a lieu généralement pour les effluents des lits bactériens. Pour ces derniers, comme on peut le voir dans les tableaux V et VI (lit bactérien 2), il peut y avoir prédominance des matières précipitées avec le sel ferrique, tandis qu'avec le phosphate de chaux ou le talc ce sont les matières dissoutes qui sont en plus forte proportion.

La détermination de l'oxygène absorbé en 4 heures, comme toutes les méthodes de détermination de l'oxydabilité par le permanganate de potasse, ne peut donner qu'une appréciation très relative des matières organiques; les dosages du carbone et de l'azote organiques fournissent des données plus précises.

Dans une première série d'expériences d'une durée de cinq semaines, l'eau brute, l'effluent des fosses septiques et celui des lits bactériens ont été précipités par le chlorure ferrique, qui a remplacé l'alun de fer et d'ammoniaque pour éviter les corrections. Sur l'eau non traitée et sur l'eau filtrée après précipitation, on a déterminé l'oxygène absorbé en 4 heures, et dosé l'azote et le carbone organiques. Les moyennes des résultats obtenus sont rapportées dans le tableau VII, ainsi

TABLEAU VII. — **Précipitation par le chlorure ferrique.**
(Résultats en milligrammes par litre).

	OXYGÈNE ABSORBÉ EN 4 HEURES			AZOTE ORGANIQUE			CARBONE ORGANIQUE		
	TOTAL	DISSOUS	PRÉCIPITÉ	TOTAL	DISSOUS	PRÉCIPITÉ	TOTAL	DISSOUS	PRÉCIPITÉ
Eau brute	41,9	18,6	23,3	11,4	5,5	5,9	83,5	35,7	47,8
Effluent des fosses septiques	38,6	15,4	23,2	9,9	6,0	3,9	69,4	39,2	30,2
Effluent des lits bactériens	7,4	5,5	1,9	3,6	3,3	0,3	19,0	9,9	9,1
Proportion pour 100 des matières dissoutes et précipitées.									
Eau brute	»	44,9	55,1	»	48,2	51,8	»	41,7	58,3
Effluent des fosses septiques	»	40,8	59,2	»	60,3	39,7	»	56,5	43,5
Effluent des lits bactériens	»	74,3	25,7	»	91,6	8,4	»	52,1	47,9

que le calcul des pourcentages des matières dissoutes et précipitées.

Dans une deuxième série d'expériences d'une durée de 7 jours, les mêmes déterminations ont été effectuées sur l'eau brute, l'effluent des fosses septiques et sur l'effluent de 3 lits bactériens d'âge ou de construction différents. Les moyennes des résultats sont réunies dans le même ordre dans le tableau VIII.

Dans les deux cas, la proportion d'azote organique précipitée diminue après chaque phase du traitement, c'est-à-dire

TABLEAU VIII. — **Précipitation par le talc.**

(Résultats en milligrammes par litre).

	OXYGÈNE ABSORBÉ EN 4 HEURES			AZOTE ORGANIQUE			CARBONE ORGANIQUE		
	TOTAL	DISSOUS	PRÉCIPITÉ	TOTAL	DISSOUS	PRÉCIPITÉ	TOTAL	DISSOUS	PRÉCIPITÉ
Eau brute	41,8	19,7	22,1	6,7	3,1	3,6	57,2	10,8	46,4
Effluent des fosses septiques	35,1	14,0	21,1	8,0	4,3	3,7	52,1	17,2	34,8
Effluent du lit bactérien :									
N° 1	9,9	6,3	3,6	3,4	2,6	0,8	16,7	14,0	2,7
N° 2	7,3	6,4	0,9	2,5	2,0	0,5	15,5	14,0	1,5
N° 3	10,0	6,8	3.2	5,2	4,6	0,6	18,5	16,6	2,0
Proportion pour 100 des matières dissoutes et précipitées.									
Eau brute	»	47,1	52,9	»	46,2	53,8	»	19,2	80,8
Effluent des fosses septiques	»	40,1	59,9	»	53,7	46,3	»	33,0	67,0
Effluent du lit bactérien :									
N° 1	»	63,6	36,4	»	76,4	23,6	»	89,1	10,9
N° 2	»	87,6	12,4	»	80,0	20,0	»	90,3	9,7
N° 3	»	68,0	32,0	»	88,4	12,6	»	89,2	10,8

qu'elle est moins forte dans l'effluent des fosses septiques que dans l'eau brute, et dans l'effluent des lits bactériens que dans celui des fosses septiques.

Pour ce qui concerne le carbone organique soluble, on constate une diminution analogue dans l'effluent des fosses septiques comparé à l'eau brute. Mais, pour l'effluent des lits bactériens, les résultats varient avec le précipitant employé. La proportion du carbone organique précipité dans l'effluent de lit bactérien par le fer est plus forte, de peu il est vrai, que celle de l'effluent des fosses septiques correspondant et soumis au même traitement. Par contre, avec la précipitation par le talc, les proportions de carbone organique précipité diminuent considérablement et sont inférieures à celles de l'azote organique précipité.

L'explication de ces différences est que les sels ferriques précipitent généralement, en presque totalité, les matières colloïdales azotées et plus difficilement les matières colloïdales carbonées non azotées, tandis que le talc précipite ces deux sortes de matières de la même façon.

De ces expériences, on peut tirer les conclusions suivantes :

1° D'après l'évaluation des matières organiques par l'oxydabilité, et en opérant sur les eaux d'égout de la Madeleine, il y a augmentation de la proportion des matières colloïdales [1] pour 100 des matières oxydables totales pendant le séjour des eaux dans la fosse septique ; cette proportion est, au contraire, toujours diminuée dans les effluents des lits bactériens.

2° En rapportant à 100 les quantités de carbone et d'azote organiques totales, la proportion d'azote organique ou de carbone organique des matières colloïdales diminue pendant le séjour dans les fosses septiques, et pendant le passage au travers des lits bactériens.

Cette conclusion, en ce qui concerne l'action des fosses septiques, vient infirmer l'opinion de *Fowler* et *Ardern* et de *O'Shaughnessy* et *H. W. Kinnersley* qui, s'appuyant probablement sur les résultats obtenus par la détermination de l'oxydabilité, comme il est relaté dans la première conclusion, ont dit que les matières colloïdales augmentaient dans les eaux d'égout par l'action septique.

Toutes les méthodes de détermination de l'oxydabilité donnant une approximation très imparfaite de la matière organique, les dosages précis de carbone et d'azote organiques peuvent seuls permettre de tirer la conclusion 2 énoncée plus haut.

Bibliographie.

J. Duclaux. *Recherches sur les substances colloïdales*. Thèse de la Faculté des Sciences de Paris, 1904.

Victor Henri et André Mayer. État actuel de nos connaissances sur les colloïdes. *Revue générale des sciences*, 1904, p. 1015, 1066, 1129.

G. Fowler and E. Ardern. Suspended matter in sewage and effluents. *Journal of the Society of Chimical Industry*. V. 27, p. 485, 1905.

[1] Les résultats présentent des différences suffisamment importantes pour que, dans leur interprétation, on puisse compter les matières précipitées comme colloïdales.

J.-H. JOHNSTON. The organic colloïds of Sewage. *Journal of the Royal Sanitary Institute*. V. 27, n° 10, 1906.

O'SHANGNESSY AND H. W. KINNERSLEY. Recherches sur la façon dont se comportent les colloïdes dans les eaux d'égout. Société anglaise des Industries chimiques. In *Revue générale des Sciences*, 1906, p. 840.

G. FOWLER, S. EVANS and A. CHADWICK ODDIE. Some applications of the Clarification test to Sewage and Effluents. *Journal of the Society of chemical Industry*. V. 27 mars 1908.

CHAPITRE VII

ÉPURATION DES EAUX RÉSIDUAIRES DE LAITERIE

La fabrication du beurre se faisait autrefois uniquement dans la ferme, et la quantité d'eau résiduaire qui en provenait étant faible, était évacuée avec les autres eaux usées.

Depuis quelques années, surtout dans les pays de pâturages, se sont créées des sociétés coopératives qui permettent de traiter tout le lait produit par un certain nombre de fermes dans une véritable petite usine. Il s'en suit que ces laiteries doivent évacuer un assez grand volume d'eaux résiduaires. On peut évaluer qu'une laiterie bien conduite produit environ, en eaux résiduaires, un volume égal à celui du lait traité. Or, une laiterie de moyenne importance travaille de 3 à 5000 litres de lait par jour.

Lorsque le lait arrive à la laiterie, il est déversé dans un réservoir, d'où il s'écoule dans l'écrémeuse centrifuge, qui en sépare la crème. Tantôt le lait écrémé est vendu tel, tantôt il est coagulé par la présure pour fabriquer des fromages[1]. Le liquide séparé du caillé est mélangé avec des farines et sert à l'engraissement de porcs. Il en est de même du liquide dont on a séparé, par barattage, le beurre, ou qui a servi à laver celui-ci.

Le travail ne dure que quelques heures chaque matin. Mais, aussitôt qu'il est terminé, il est indispensable de laver avec le plus grand soin tous les ustensiles qui ont servi à la fabrication, ainsi que les parquets. En effet, le lait est un liquide éminemment altérable, et une foule de microbes le décomposent, ce qui nuirait à la bonne conservation du beurre.

(1) Quelques laiteries fabriquent de la caséine.

Les eaux résiduaires de laiterie comprennent donc seulement les eaux de lavage du beurre, des ustensiles et appareils et des parquets. Elles ont la composition d'un lait très dilué. Dans le but d'obtenir plus facilement le nettoyage des appareils, on se sert souvent de carbonate de soude, lequel dissout le beurre qui peut être resté adhérent à leurs parois. Dans certains cas, on ajoute aux eaux de lavage des parquets quelques produits chimiques destinés à empêcher toute fermentation ultérieure des liquides répandus ; mais il est toujours recommandé de n'employer ni composé odorant, ni chaux qui peut produire une odeur de poisson (triméthylamine), parce que le lait, comme le beurre, s'imprègne très facilement de ces odeurs.

Les eaux abandonnées à elles-mêmes sont la proie immédiate d'une foule de microorganismes analogues à ceux qui agissent pendant la maturation des fromages. C'est d'abord la lactose qui se transforme en acide lactique, puis en acide butyrique. Les matières albuminoïdes se dégradent elles-mêmes de plus en plus pour arriver au terme ammoniaque. Ces deux fermentations s'établissent très rapidement, la première surtout, car le liquide est ensemencé abondamment par les ferments lactiques qui se sont développés pendant l'acidification de la crème. Par contre, la fermentation des corps gras, en l'espèce du beurre, est plus lente.

Le beurre est composé de glycérides à acides fixes, avec une quantité variable de glycérides à acides volatils, acide butyrique et acide caproïque. Très lentement à l'obscurité, rapidement à la lumière diffuse et très rapidement à la lumière solaire, la matière grasse se saponifie et se dédouble en éléments qui sont atteints à leur tour et transformés en produits nouveaux, tous plus oxydés. Cette saponification peut être produite aussi par une diastase, la *lipase*, qui se trouve dans le sérum du lait, sécrétée par la glande mammaire et par de nombreux microorganismes, moisissures et bactéries. Elle peut enfin se faire par l'ammoniaque qui résulte des transformations des matières azotées et Duclaux a montré que ces fermentations concomitantes peuvent accélérer la destruction de la matière grasse.

Cette saponification fournit de la glycérine soluble et des

acides gras qui deviennent solubles en se combinant avec les bases. On voit donc que la matière grasse saponifiée peut constituer un milieu nutritif rapidement envahi par les fermentations.

Ces fermentations s'accompagnent toujours de dégagement de gaz odorants qui obligent à évacuer ces eaux le plus rapidement possible, afin d'éviter qu'elles polluent les nappes souterraines ou les cours d'eau dans lesquels elles viendraient à être déversées.

Il est donc indispensable de leur faire subir un traitement qui élimine toutes les matières organiques putrescibles.

Parmi les agents chimiques, on ne peut songer à la *chaux* qui dégage de la *triméthylamine*. On a proposé la *lessive de manganèse*, le *sulfate ferrique*. *Hamilton* préconise la fermentation rapide du lactose, puis la neutralisation de l'acide lactique par la chaux et la précipitation par le silicate de soude. Les précipités obtenus par ces composés peuvent être employés comme engrais.

La précipitation par le *sulfate ferrique* donne une épuration déjà très appréciable. Ce sont les matières albuminoïdes et les matières grasses qui sont entraînées, et ces dernières le sont complètement comme le montrent les résultats suivants (par litre) :

	Eau brute	Eau précipitée.
Matières organiques (perte au rouge . .	1gr,550	0gr,405
Azote organique.	0gr,0456	0gr,0059
Matières grasses.	0gr,995	néant

La précipitation est faite avec des doses de sulfate ferrique appropriées à la teneur de l'eau en matières organiques. Pour les eaux que nous avons expérimentées, la dose la plus favorable est de 2 gr. 50 par litre. Le sulfate ferrique ordinaire étant très acide décompose le carbonate de soude et la précipitation semble d'abord mauvaise, car les flocons de précipité viennent en partie flotter à la surface de l'eau, ce qui rend la décantation difficile. Cependant, lorsque la réaction est opérée, si on agite énergiquement l'eau à plusieurs reprises, le gaz carbonique qui maintenait le précipité à la surface se dégage et la décantation se fait normalement.

Ce procédé de traitement, qui ne donne pas une épuration complète (car tous les composés dérivés du lactose restent en solution), peut cependant être recommandé lorsqu'on n'a que de petits volumes d'eau à épurer. Il a surtout le grand avantage d'éviter toute odeur. Il serait cependant indispensable dans la pratique de faire suivre le traitement chimique de l'épuration sur un lit bactérien que l'on pourrait établir d'une façon très économique dans la plupart des cas.

L'irrigation a été aussi très recommandée et il est évident que, si elle est appliquée d'une façon rationnelle, elle peut donner de bons résultats. Mais la fabrication du beurre dure toute l'année et il est souvent difficile, sans de trop grands frais, de recourir à ce moyen, car les laiteries coopératives sont généralement établies dans les agglomérations.

MM. *Kattein* et *Schoofs* ont publié le résultat d'expériences faites sous la direction du professeur *Dunbar*, à l'Institut d'hygiène de Hambourg, dans le but d'étudier l'action des ferments oxydants des lits bactériens sur les eaux de laiterie.

Ces auteurs ont employé les deux méthodes biologiques, c'est-à-dire la méthode par contact et la méthode continue par percolation.

Dans la première, les eaux restent en contact pendant un temps déterminé avec les scories, puis sont déversées sur un deuxième lit de scories, dans lequel elles séjournent le même temps. Il est indispensable d'espacer les immersions des lits de façon que, pendant qu'ils sont vides, ils puissent s'aérer, ce qui permet aux ferments oxydants de détruire la matière organique putrescible. Ce procédé est donc intermittent, et, appliqué aux eaux de laiterie, il donna des résultats satisfaisants : les eaux ainsi épurées ne se putréfiaient plus.

Mais une meilleure épuration fut obtenue avec des lits à percolation, lits de scories de $0^{m},60$ comme les premiers, sur lesquels l'eau s'écoule en gouttelettes à raison de 1/3 de $^{m^3}$ en douze ou quatorze heures. Le passage de l'effluent de ce lit sur un deuxième lit identique, arrosé par la même méthode, donna d'excellents résultats : l'eau était et restait claire. La matière grasse était presque complètement disparue.

Schoofs a repris cette question à Liége et recommande le procédé biologique par percolation.

Lacomble, en étudiant *le sort des matières grasses dans les différentes phases de l'épuration biologique des eaux vannes en milieux artificiels*, tire de ses expériences les conclusions que voici :

Les matières grasses, abandonnées à elles-mêmes ou filtrées sur un support d'oxydation, subissent une décomposition évidente ; néanmoins on ne peut compter sur l'activité des lits bactériens pour assurer leur destruction, lorsque les eaux vannes en sont abondamment chargées. Le colmatage se produit rapidement, ce qui s'explique par l'arrêt mécanique des graisses et par la lenteur du processus d'oxydation qui doit les détruire.

*
* *

La composition des eaux de laiterie est très variable suivant les soins apportés à la fabrication du beurre, mais le plus souvent elles sont beaucoup plus chargées que les eaux d'égout. Voici quelques nombres moyens en milligrammes par litre :

	Matière organique.	Azote organique.	Matières grasses.
D'après Bömer	255 à 2755	7 à 166	»
— Kattein et Schoofs.	331 à 712	24,5 à 50,7	159 à 290
— nos expériences. .	1550 à 2135	45,6 à 115	628 à 1440

Le lactose se transforme si rapidement qu'on ne peut le retrouver à l'analyse. Ces eaux contiennent aussi de petites quantités d'ammoniaque, quelques milligrammes par litre, et des proportions plus ou moins fortes de carbonate de soude qui peuvent atteindre 1 gramme par litre.

La grande quantité de matières organiques contenues dans ces eaux n'est pas un obstacle à leur épuration par les procédés biologiques, mais la difficulté réside dans la présence de matières grasses qui, comme nous l'avons dit, se décomposent très lentement. Il en résulte ce colmatage assez rapide des lits bactériens, signalé par *Kattein* et *Schoofs*, lesquels ont reconnu qu'il était nécessaire de labourer la surface des lits toutes les deux semaines pour faciliter l'aération.

L'attention doit être portée principalement sur l'élimination de la matière grasse. Elle est retenue sur les lits bactériens, comme le montre l'expérience suivante :

	Par litre.	Différence.
	—	—
Eau résiduaire	1gr,440	
Après contact de 2 heures sur lit de coke.	0gr,758	0,682
le même liquide repassé le lendemain .	0gr,370	0,388
Après contact de 2 heures sur lit de scories.	0gr,482	0,958
le même liquide repassé le lendemain .	0gr,364	0,118

Cette expérience montre nettement que lorsque les eaux sont très chargées, la matière grasse, d'abord retenue en très forte proportion après le premier contact, l'est beaucoup moins si l'on fait subir un deuxième contact à l'effluent obtenu sur le même lit.

Nous avons parallèlement fait séjourner la même eau dans une petite fosse septique. Le dosage de la matière grasse dans l'effluent de cette fosse a donné les résultats suivants :

	Par litre.
	—
Eau résiduaire	1gr,440
Après un jour en fosse septique	0gr,344
— 2 jours —	0gr,320
— 26 — —	0gr,076

La matière grasse se sépare donc très facilement de l'eau pendant le séjour en fosse septique ; elle vient flotter à la surface et peut en être enlevée. On s'en débarrassera utilement en la brûlant dans un foyer de générateur.

Dans une autre expérience, la fosse septique a été alimentée d'une façon discontinue avec une eau contenant d'abord 1gr290 de matières grasses par litre, puis, après 3 jours, par une autre en contenant 0gr,890. Quelques litres d'eau étaient évacués chaque jour de la fosse septique, puis remplacés par une égale quantité de l'eau nouvelle. L'effluent était alors traité sur lit bactérien de contact :

Effluent de la fosse septique.	Lit de 1er contact.	Lit de 2e contact.
—	—	—
0,130	0,106	0,042
0,202	0,126	0,098
0,510	»	0,066
0,142	»	0,068

Dans les lits de contact, la matière grasse n'est jamais intégralement retenue, quoique cependant l'épuration puisse être effective comme le montrent les résultats suivants (en milligr. par litre) :

	Oxygène absorbé en 4 h.	Ammoniaque.	Azote organ.	Nitrates.	Matières grasses.
	—	—	—	—	—
Effluent de la fosse septique.	48	24	84	0	100
Effluent, lit de 1er contact.	24	15	57	5	24
Effluent, lit de 2e contact.	14,4	6	16	15	22

La formation de nitrates a pu être ensuite plus importante et atteindre 90 milligrammes par litre après le 2e contact.

Les petits appareils de laboratoire ne nous ont pas permis d'expérimenter les lits bactériens à percolation. Mais la pratique de ces lits pour l'épuration des eaux d'égout nous a montré qu'il y a lieu d'en attendre les meilleurs résultats, comme l'ont du reste indiqué *Kattein* et *Schoofs*.

Voyons maintenant comment on peut réaliser une installation d'épuration biologique d'eaux résiduaires de laiterie, en prenant pour exemple une laiterie ayant à traiter 5 mètres cubes d'eau par jour. Les travaux de nettoyage durent en général deux heures par jour, pendant lesquelles la totalité de l'eau sera évacuée.

Pour assurer un débit régulier et aussi prolongé que possible, les eaux se rendront dans un bassin d'attente de 5^{m3} de capacité, d'où elles sortiront par un robinet vanne que l'on règlera de façon que ce bassin mette au moins 18 heures pour se vider.

Les eaux s'écouleront alors dans une fosse septique de 8^{m3} de capacité, ayant deux chicanes de surface, une à l'entrée et une près de la sortie. Le fond de la fosse septique aura une pente suffisante pour que les boues qui pourraient s'y accumuler se rendent dans une cuvette près de l'entrée, d'où on pourra les évacuer soit par une ouverture fermée par une vanne, soit à l'aide d'une petite drague (fig. 5).

La sortie des eaux de la fosse septique se fera par un déversoir dans un réservoir muni d'un siphon de chasse automatique qui déversera tous les quarts d'heure un volume con-

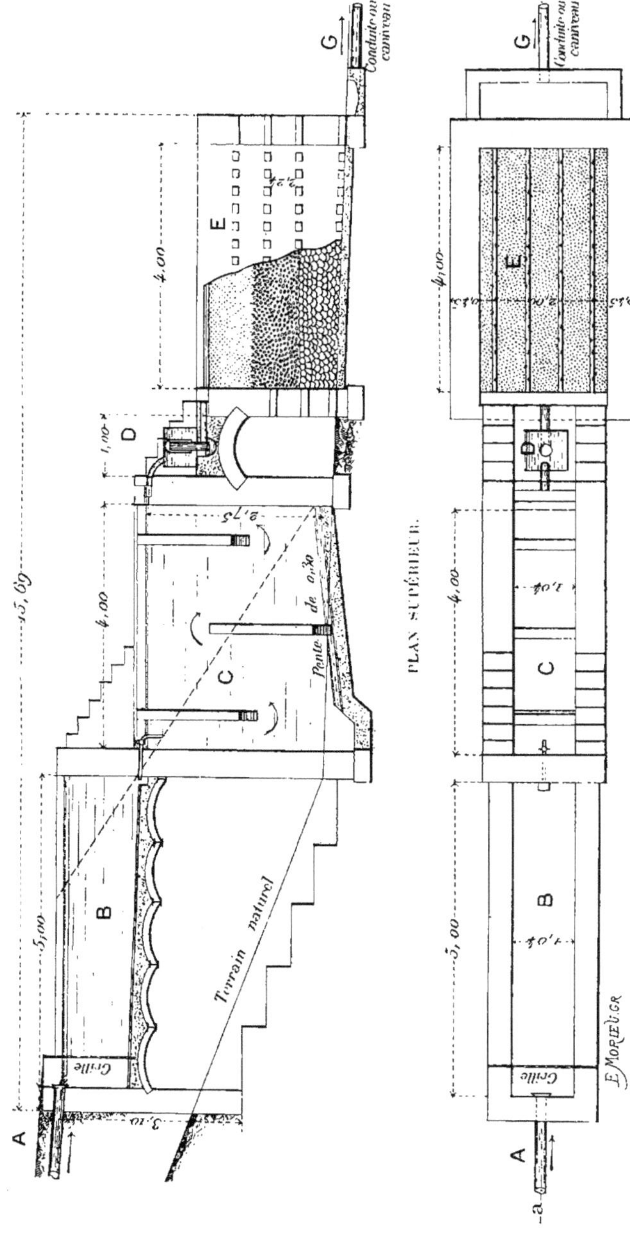

Fig. 3. — Épuration biologique des eaux résiduaires de laiterie.

A. Arrivée des eaux. — **B.** Bassin d'attente. — **C.** Fosse septique. — **D.** Bassin avec siphon de chasse automatique.
E. Lit bactérien à percolation. — **G.** Évacuation de l'eau épurée.

venable (150 litres environ) dans les tuyaux de distribution à la surface du lit bactérien.

Le lit bactérien aura 2 mètres de longueur sur 4 mètres de largeur et 2 mètres de hauteur. Les scories qui le forment seront bien criblées et seront retenues par des petits murs en maçonnerie ou en pierres sèches, avec des ouvertures à la base et sur la hauteur, pour faciliter l'aération.

Comme, le plus souvent, les eaux seront acides à leur sortie de la fosse septique, il est recommandé de mélanger aux scories des pierres calcaires en morceaux de la grosseur d'un petit œuf dans la proportion d'environ un quart du volume total des matériaux.

Le fond du lit sera en pente régulière pour permettre l'écoulement rapide des eaux épurées vers une rigole qui les conduira à la rivière.

Le bassin d'attente et la fosse septique peuvent être couverts; mais il est recommandable de faire une couverture mobile pour faciliter les nettoyages lorsqu'ils seront devenus nécessaires.

Nous avons fait établir sur ces principes un projet d'installation d'épuration pour une laiterie traitant 4 à 5000 litres de lait par jour. Nous le reproduisons dans la figure 5 avec les explications qu'elle comporte.

*
* *

Certaines laiteries ont abandonné la fabrication des fromages avec le lait écrémé, pour se livrer à la préparation de la caséine.

La caséine est séparée du lait écrémé par précipitation à l'aide d'un acide minéral, généralement l'acide phosphorique. Le caillot est recueilli et séché. Les eaux résiduaires contiennent donc tous les principes du lait, sauf le beurre et la presque totalité de la caséine. Voici les analyses de deux eaux, l'une n° 1, n'ayant subi aucun traitement, l'autre, n° 2, ayant été en partie saturée par la chaux.

	N° 1.	N° 2.
Extrait à 110°	54gr,275 0/00	58gr,870 0/00
Résidu fixe au rouge	6gr,865	5gr,140
Perte au rouge	47gr,810	53gr,730
Acidité en SO^4H^2	5gr,720	1gr,690
Ammoniaque	traces	traces
Azote total	0gr,810	0gr,310
Matières en suspension	2gr,085	7gr,560
— — fixes au rouge	0gr,134	2gr,785
— — volatiles au rouge	1gr,951	4gr,775

La présence de cet acide minéral souvent impur empêche d'utiliser les eaux résiduaires pour l'alimentation des porcs, comme on le fait avec les résidus de la préparation du caillé pour les fromages. Il serait intéressant de rechercher si l'on ne pourrait pas en extraire le lactose ou ses dérivés, qui pourraient avoir des emplois dans l'industrie.

Actuellement ces eaux, mélangées aux eaux résiduaires dont nous avons parlé plus haut, doivent être épurées avant leur rejet dans les cours d'eau.

Il est indispensable de neutraliser les eaux résiduaires de la préparation de la caséine avec de la chaux ou du carbonate de chaux, de façon que leur réaction soit neutre ou légèrement alcaline. Cette neutralisation sera effectuée dans un réservoir spécial dont l'effluent, mélangé ultérieurement aux eaux de lavage, sera épuré par les procédés biologiques comme nous l'avons dit ci-dessus. Mais la proportion de matière organique à oxyder étant beaucoup plus considérable, il sera utile de prévoir des lits de surface deux ou trois fois plus grande que celle précédemment indiquée. Il sera d'ailleurs toujours recommandable d'effectuer quelques essais de laboratoire pour déterminer d'une manière plus précise les dimensions à donner aux lits bactériens, suivant la nature et le volume des eaux qu'il s'agira de traiter dans chaque cas particulier.

DUCLAUX. *Traité de microbiologie*. T. IV. Paris, Masson et Cie, 1901.

HAMILTON. *Revue générale du lait*. T. IV, p. 190.

OPPERMANN. *Revue générale du lait*. T. I, p. 501.

KATTEIN et SCHOOFS. *Recherches sur l'épuration des eaux résiduaires de laiterie par le processus d'oxydation*. Milch Zeitung, 1905, nos 7 et 8.

SCHOOFS. Eaux résiduaires de laiterie. *Revue générale du lait*. T. III, p. 313 et 344.

LACOMBLE. *Revue d'hygiène*. Octobre 1906, p. 817.

CHAPITRE VIII

TRAITEMENT DES EAUX D'ÉGOUT DANS LES PAYS CHAUDS

Nous avons résumé dans le précédent volume [1] les travaux qui ont été publiés sur cette question, montrant que l'épuration biologique des eaux d'égout était réalisable dans les pays chauds.

Le gouvernement de l'Indo-Chine a créé à Hanoï un laboratoire d'hygiène dont est chargé actuellement M. *G. Lambert*, pharmacien des troupes coloniales, ancien élève de l'Institut Pasteur de Lille. Une des questions principales à étudier était le traitement des eaux d'égout, et une installation fut décidée dans l'hôpital Lanessan à Hanoï. Cette installation, dont les plans ont été dressés par les services de l'artillerie, sur les indications de M. *G. Lambert*, est en fonctionnement depuis quelques mois.

L'évacuation des eaux usées se faisait à l'hôpital Lanessan de la façon suivante : les matières de vidange étaient reçues dans des tinettes enlevées deux fois par jour; les eaux de lavage, des bains, des cuisines, etc., se rendaient avec les eaux de pluie dans des égouts.

Après un projet qui comprenait l'assainissement complet de l'hôpital, c'est-à-dire le traitement de toutes les eaux usées, projet qui fut écarté comme trop important pour un premier essai, les plans définitifs ont été établis pour ne traiter que les eaux-vannes.

Les cabinets d'aisance ont été transformés en sièges à la turque et en sièges à l'anglaise munis de chasses. Les matières sont recueillies dans un collecteur balayé par des chasses périodiques.

[1] Ces recherches, 4e volume, p. 125.

L'installation d'épuration comprend :

1° Une fosse à sable de capacité utile de 2 m³500. Deux grilles et une chicane servent à arrêter les corps flottants et à faciliter le dépôt des matières solides en suspension (cendres, graviers, etc.). Le fond est en pente, en sens inverse du courant de l'eau, pour permettre aux boues de se réunir dans une cuvette.

La fosse à sable est recouverte par un treillis de laiton monté sur cadre en bois.

2° La fosse septique a une capacité utile de 50 mètres cubes environ. Elle mesure 2 m. 20 de largeur et 7 m. 50 de longueur. Le fond est formé de 2 plans, inégalement inclinés : le premier a une pente de 0 m. 18 par mètre (longueur 3 mètres); le deuxième a une pente de 0 m. 04 (longueur 4 m. 50). La profondeur de la fosse varie donc d'aval en amont de 2 m. 70 à 3 m. 60; à l'arrivée se trouve une cuvette pour la collecte des boues.

Le dépôt des matières en suspension est favorisé par deux chicanes : la 1re, à l'entrée, est une chicane de surface; la 2e, jusqu'au milieu, est percée de deux ouvertures, l'une au fond pour permettre le glissement des boues, l'autre pour le passage de l'eau à 0 m. 60 au-dessous de la surface. Au sortir de la fosse les eaux traversent un filtre à scories. La couverture est faite en dalles en ciment armé, recouverte de terre et traversée par deux tuyaux pour permettre l'échappement des gaz.

3° Un puits de nettoyage dans lequel viennent déboucher les tuyaux d'évacuation des boues accumulées dans les cuvettes de la fosse à sable et de la fosse septique. Ces tuyaux sont ordinairement obturés par une vanne mobile.

4° Le lit bactérien a une surface de 75 mètres carrés, supérieure à celle que l'on prévoit ordinairement pour traiter 50 mètres cubes, car la presque totalité des eaux doit être traitée pendant le jour.

Le long du lit bactérien se trouve un canal qui répartit l'effluent de la fosse septique dans 3 réservoirs de chasse munis de siphons Parenty. Les chasses sont de 500 litres d'eau distribués à la surface du lit par des tuyaux en fer perforés, identiques à ceux de notre station de la Madeleine (*fig.* 4).

Le lit bactérien a une surface de 13 mètres sur 6 mètres et une profondeur de 1 m. 55. Il est rempli de scories disposées en 3 couches : la première, au fond, est composée de scories de 5 à 8 centimètres sur une épaisseur de 0 m. 40 ; la seconde, au-dessus, se compose de scories de 3 à 4 centimètres sur une épaisseur de 0 m. 55 ; enfin la couche superficielle est consti-

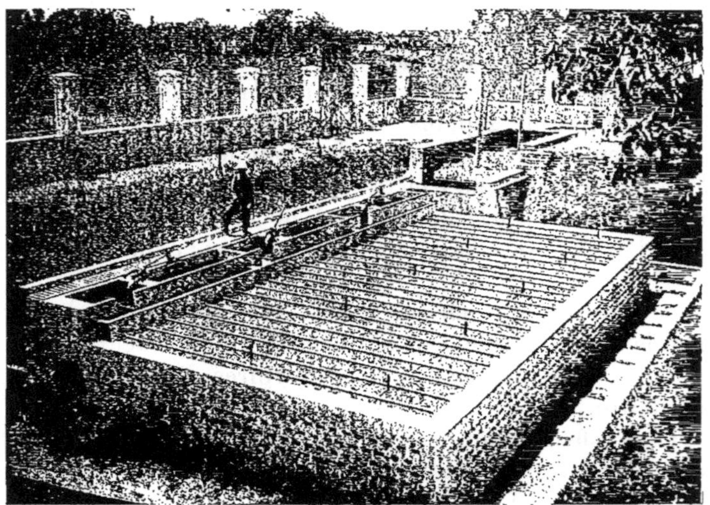

Fig. 1. — Épuration biologique des eaux résiduaires de l'hôpital Lanessan, à Hanoï.

tuée par des scories plus fines de 1 à 3 centimètres. Ces scories sont maintenues par des murs percés de 3 rangées d'ouvertures.

Aux dernières nouvelles, M. *G. Lambert* nous informe que l'installation fonctionne normalement ; les fermentations dans la fosse septique sont bien établies et la dissolution des excreta y est très rapide ; de plus la nitrification est très active dans le lit bactérien. Bien que les eaux entraînent toutes les matières excrémentitielles de plus de 100 personnes, il ne se dégage aucune odeur aux environs immédiats : l'eau en sort limpide, inodore et imputrescible. M. *G. Lambert* fait un grand nombre d'analyses qui nous renseigneront d'une façon complète.

DOCUMENTS

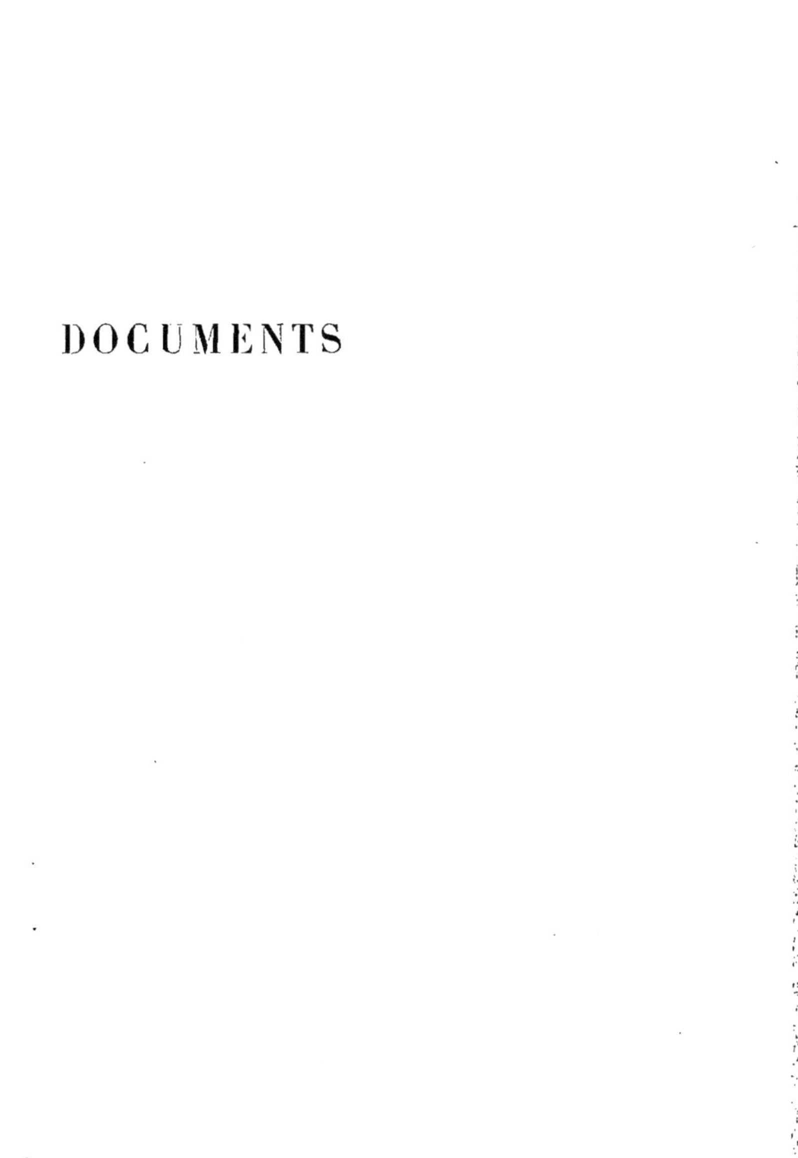

DOCUMENTS

I. — CONSEILS POUR LES PRÉLÈVEMENTS D'ÉCHANTILLONS DESTINÉS A L'ANALYSE DES EAUX D'ÉGOUT

Lorsqu'il s'agit d'établir un projet d'installation d'épuration d'eaux d'égout, il y a lieu de déterminer tout d'abord le volume d'eau à traiter en vingt-quatre heures. Pendant les périodes de jaugeage et seulement par temps sec, on prélève des échantillons toutes les demi-heures ou toutes les heures, l'émissaire dans lequel on aura installé l'appareil permettant la détermination ou l'enregistrement des débits d'eaux. Ces échantillons sont entourés de glace et, après vingt-quatre heures, mélangés en quantité proportionnelle au volume de l'eau qui s'écoulait au moment du prélèvement.

Il est indispensable d'effectuer les analyses le plus rapidement possible après la prise d'échantillons. Lorsque, par suite de la distance, les analyses ne peuvent être effectuées qu'au bout de quelques jours, il est recommandé d'introduire dans chaque flacon quelques centimètres cubes de chloroforme pour arrêter les fermentations.

Les déterminations principales à effectuer sont les suivantes :

Matières en suspension totales : sèches à 110°, fixes au rouge, volatiles au rouge ;

Matières en solution totales : extrait à 110°, fixes (cendres au rouge), volatiles (différence entre les deux résultats).

Oxydabilité au permanganate de potasse à chaud en solution acide : résultats exprimés en oxygène. Il y a lieu d'opérer sur des dilutions dans l'eau distillée, au dixième au moins.

Azote ammoniacal (méthode de Nessler après dilution et défécation) ;

Azote organique (méthode de Kjeldahl) ;

Chlorures (méthode volumétrique de Mohr au nitrate d'argent) ;

Alcalinité (méthode de Bonjean, méthyl orange comme indicateur).

Si les eaux étaient acides, ce qui est extrêmement rare, doser l'acidité et déterminer la nature du ou des acides.

Les résultats seront donnés en milligrammes par litre.

NOTA. — *L'Institut Pasteur de Lille se charge d'effectuer toutes les analyses d'eaux résiduaires urbaines ou industrielles qui lui sont demandées, soit en vue de l'établissement de stations d'épuration biologique ou chimique, soit pour assurer le contrôle du fonctionnement régulier de ces stations.*

II. — INSTRUCTIONS GÉNÉRALES RELATIVES A LA CONSTRUCTION DES ÉGOUTS, A L'ÉVACUATION ET A L'ÉPURATION DES EAUX D'ÉGOUT[1]

Par MM. L. MASSON et le Dr A. CALMETTE

I. — *Construction des égouts. — Evacuation des eaux usées.*

Les projets d'assainissement présentés par les villes, soit aux Commissions sanitaires et aux Conseils départementaux d'hygiène, soit au Conseil supérieur d'hygiène publique de France, doivent être étudiés conformément aux instructions générales ci-après. En les préparant, les autorités sanitaires ne se préoccuperont pas seulement de répondre aux besoins immédiats : elles devront prévoir les extensions qui, dans un avenir même éloigné, viendraient à s'imposer.

L'assainissement d'une ville étant une question trop complexe pour se prêter à une solution uniforme et pour être tranchée d'après des règles absolues, la municipalité, avant de faire le choix de l'un des deux systèmes applicables à l'établissement d'un réseau d'égouts : *système unitaire* ou *système séparatif*, devra se livrer à un examen approfondi des circonstances locales.

C'est seulement après cette étude préliminaire et tout à fait indispensable qu'il sera possible de se rendre compte des besoins à satisfaire et d'y adopter le système unitaire ou le système séparatif. Dans le premier, un seul réseau d'égouts recueille à la fois les eaux ménagères et industrielles, les vidanges et les eaux pluviales : dans le second, les eaux ménagères et les eaux industrielles avec les matières de vidange sont reçues dans le réseau d'égouts proprement dit, et les eaux pluviales s'écoulent de leur côté, d'abord

[1] Rapport lu et approuvé au Conseil supérieur d'hygiène publique de France.

superficiellement, ou, quand il est nécessaire, dans un réseau d'égout spécial qui se déverse le plus directement possible dans un cours d'eau naturel (fleuve, rivière ou ruisseau), ou dans la mer.

Lorsqu'on se trouve en présence d'un réseau d'égouts qui reçoit les eaux pluviales, ménagères et industrielles d'une ville et les déverse dans un cours d'eau voisin, il y a intérêt pour l'assainissement de ce cours d'eau à réunir dans une canalisation spéciale et à drainer séparément les eaux ménagères, les eaux industrielles et les eaux vannes, et à ne maintenir dans les égouts existant que les eaux pluviales.

La construction d'une canalisation séparée sera également opportune dans une localité où la déclivité du sol et la faible circulation des voitures permettront de laisser les eaux pluviales s'écouler superficiellement par un ruissellement.

Le système unitaire convient plus particulièrement aux grandes agglomérations urbaines, comptant de 20000 à 500000 habitants, ou même plus; ou bien lorsque, dans une localité quelconque, l'ensemble des eaux-vannes, ménagères, industrielles et pluviales peut être évacué, sans épuration préalable, à la mer, à l'extérieur des ports, sur un point du rivage éloigné de toute habitation, balayé par un courant capable de s'opposer à toute espèce de dépôt et dans des conditions telles que, quelle que puisse être l'influence des marées, il n'en résulte aucune pollution soit pour les plages, soit pour les parcs à coquillages comestibles.

Il rend l'épuration des eaux difficile et assez coûteuse en raison de leur volume relativement considérable et aussi parce que ces eaux retiennent des sables et des graviers de la voie publique. A ce point de vue, le système séparatif présente certains avantages, dont le principal consiste en ce que le volume des eaux écoulées étant toujours sensiblement le même pour chaque période de 24 heures, on peut l'épurer en totalité dans les meilleures conditions économiques.

Quel que soit le système adopté, les égouts peuvent être constitués, soit par des galeries en maçonnerie, soit par des conduits formés de tuyaux en grès vernissé, en béton de ciment ou en béton armé.

Les galeries conviennent aux grandes villes, tandis que les conduits doivent l'emporter partout où la considération d'économie — et c'est le cas le plus général — doit primer toutes les autres. Au surplus, on se trouve souvent amené à des combinaisons mixtes où s'associent les deux types; car, dans bien des cas, surtout dans les villes d'une certaine importance (même avec le système séparatif), les conduits deviennent bientôt insuffisants quand il s'agit d'écouler des volumes d'eau un peu considérables, et doivent être remplacés par des galeries pour l'établissement des artères principales.

La section ordinaire des conduits est un cercle dont le diamètre pratique varie depuis $0^{m},15$ ou $0^{m},20$ jusqu'à $0^{m},60$; on ne descend pas ordinairement au-dessous de $0^m,20$, sauf dans des cas particuliers.

Au-delà de $0^m,60$ de diamètre, les tuyaux en grès vernissé, qui sont le plus communément employés, deviennent difficiles à fabriquer et à poser. Ils pourraient être, il est vrai, remplacés par des tuyaux en ciment : mais, à partir de ces grands diamètres, il paraît préférable, en général, de recourir à des galeries en maçonnerie de forme ovoïde, en donnant à celles-ci une hauteur sous clef suffisante ($1^m,70$ au minimum) pour permettre aux ouvriers chargés du nettoyage courant ou des réparations, d'y circuler librement.

Les égouts sont en communication avec les voies publiques par un certain nombre de bouches et de regards ; il y a nécessairement au moins une bouche par îlot de maisons. Les regards doivent être disposés en nombre suffisamment grand et à des intervalles assez rapprochés pour que toutes les parties d'égouts, sans exception, puissent à chaque instant être examinées, curées et réparées au besoin. En principe, les regards sur les égouts en galeries sont espacés de 50 mètres en 50 mètres et, sur les égouts en tuyaux, de 20 mètres à 30 mètres au maximum. Dans tous les cas, il doit en être établi sur les points hauts et à l'intersection des égouts, surtout lorsque ceux-ci sont formés de tuyaux.

Quel que soit le système de canalisation adopté (*système unitaire ou séparatif*), les égouts doivent être nécessairement en communication avec l'air extérieur. Il faut que l'air qui les remplit puisse s'échapper au dehors quand l'eau y afflue et que l'air atmosphérique y rentre à mesure qu'elle s'écoule et tend à laisser un vide derrière elle.

La présence de l'air est la meilleure garantie contre la fermentation putride des matières organiques dont les eaux sont chargées. L'établissement d'une circulation d'air frais, continue, doit toujours être considéré comme indispensable, mais devient plus impérieux quand les égouts doivent être parcourus par des ouvriers.

Dans le cas où cette ventilation serait en partie réalisée par les canalisations d'eaux usées ou pluviales qui desservent les maisons, il est recommandé de s'assurer que toutes les précautions nécessaires sont prises pour éviter que l'air provenant de l'égout puisse se mélanger à l'air des logements; dans ce but, il convient que les canalisations aboutissant à l'égout soient prolongées au-dessus des parties les plus élevées des toitures, qu'elles soient parfaitement étanches et que les orifices d'entrée d'eaux ou de matières de vidange soient obturés d'une façon permanente.

Toute introduction de corps solides dans des conduits ou tuyaux doit être rigoureusement interdite et, à cet effet, les bouches sur la voie publique seront disposées de telle façon qu'elles laissent passer les liquides seuls et retiennent les sables et autres matières entraînées.

Quelle que soit la forme adoptée pour les égouts, il est indispensable que ceux-ci soient entretenus en état permanent de propreté au moyen de chasses d'eau. Ces chasses résultent d'évacuations brusques d'eau emmagasinée à cet effet dans des réservoirs appropriés dont la décharge peut être obtenue soit par une simple vanne, soit par un siphon à fonctionnement automatique. Tantôt ces eaux proviennent de l'égout même où elles sont retenues momentanément par des vannes; tantôt elles sont fournies par un approvisionnement d'eau de pluie ou de drainage, par une prise en rivière, un emprunt à un canal ou à un bassin à flot; tantôt enfin, c'est la distribution d'eau urbaine qui y pourvoit, si elle est assez largement alimentée.

Le Conseil supérieur d'hygiène publique appelle l'attention sur la nécessité de proportionner les sections et les pentes aux quantités maximum d'eau que les égouts doivent recevoir, en tenant compte des pluies torrentielles, à moins que des dispositions spéciales n'aient été prises pour assurer les évacuations de celles-ci, soit par des réservoirs établis sur les collecteurs, soit par les conduits ou galeries d'un système séparé. Dans ce calcul des sections, on ne devra pas perdre de vue, surtout lorsqu'il s'agira du système séparé, l'intérêt qu'il y a à prévoir les bassins résultant de l'augmentation progressive de la population.

En ce qui concerne le débouché des égouts, le Conseil supérieur considère comme inacceptable le déversement des eaux *non épurées* dans un fossé ou une rigole à ciel ouvert qui devient promptement une cause d'infection; les eaux usées doivent couler dans des galeries ovoïdales ou dans une conduite cylindrique jusqu'à leur point d'évacuation.

Il n'est pas admissible qu'une ville puisse souiller d'une manière quelconque les cours d'eau qui la traversent ou qui coulent dans son voisinage. On ne saurait donc approuver aucun projet dans lequelles les eaux recueillies par les égouts seraient déversées sans épuration préalable dans un ruisseau, un canal, un lac, une rivière, un fleuve, ou même dans la mer à proximité des ports, des plages ou des parcs à coquillages.

Il importe encore de signaler d'une façon particulière aux communes que les déversements d'eaux d'égout dans les cours d'eau navigables ou non, ou à la mer, ne peuvent être admis que sous réserve de l'avis des services chargés de la conservation de ces cours d'eau ou des ouvrages maritimes, auxquels il appartient de fixer les mesures à prendre. Et, afin de permettre à ces services de remplir le rôle qui leur est imparti, il est indispensable que les projets d'égouts, accompagnés des projets d'épuration des eaux, soient communiqués à leurs ingénieurs (selon le cas, ingénieurs des services de la navigation pour les cours d'eau navigables, ingénieurs du service hydraulique pour les cours d'eau non navigables, et ingénieurs des services maritimes pour les déversements à la mer), avant d'être soumis aux Conseils départementaux d'hygiène et au Conseil supérieur d'hygiène publique de France.

II. — *Épuration des eaux d'égout.*

Lorsqu'il s'agira d'épurer les eaux d'égouts d'un réseau unitaire déjà existant, le dispositif d'épuration devra être précédé d'un ou plusieurs bassins de décantation pour séparer les corps lourds (sables scories, gravier, etc.). Il comportera en outre soit une surface de terrains d'épandage capables de traiter le volume normal évacué, soit des lits bactériens supplémentaires ou lits d'orage, assurant le traitement éventuel du même volume.

La quantité moyenne d'eaux usées, additionnées ou non des matières de vidange, produite dans les agglomérations urbaines, doit être calculée *au minimum* à raison de 100 litres par habitant et par vingt-quatre heures. En tenant compte des excréments d'animaux domestiques, ces 100 litres renferment environ 25 à 40 grammes de matières sèches (organiques ou minérales), soit 250 à 400 grammes par mètre cube. Ces chiffres sont susceptibles de grandes variations suivant les industries, les habitudes locales et la quantité d'eau dont les habitants disposent pour leurs usages ménagers.

L'épuration peut être réalisée :

1° Soit avec le concours de réactifs chimiques;

2° Soit par le sol (épandage avec ou sans utilisation culturale);

3° Soit par les procédés biologiques artificiels (lits bactériens avec ou sans fosses septiques).

L'épuration chimique, très coûteuse et très difficile à réaliser dans des conditions satisfaisantes, doit être réservée aux eaux résiduaires industrielles ou aux eaux d'égout urbaines contenant des résidus industriels susceptibles d'entraver les phénomènes de désintégration de la matière organique par les microbes du sol ou des lits bactériens.

La nature et les proportions de réactifs à employer varient selon les circonstances et selon la composition chimique des eaux à traiter.

Une étude spéciale devra donc être effectuée pour chaque cas par des personnalités compétentes.

L'épuration biologique naturelle par le sol (épandage avec ou sans utilisation culturale) est assurément le procédé qui, pour le traitement des eaux d'égouts des villes, fournit en général les résultats les plus parfaits avec le minimum de dépenses. Mais ce procédé n'est applicable que lorsqu'on dispose, à faible distance de l'agglomération urbaine, de terrains suffisamment vastes, assez peu coûteux, d'une constitution homogène sur une assez grande profondeur et régulièrement perméables.

Les surfaces nécessaires pour que l'épuration soit convenablement efficace varient, dans chaque cas particulier, suivant la situation du sol et du climat. Elles sont en outre influencées par le choix et la répartition des cultures, lorsque le terrain est utilisé pour l'exploitation agricole; dans le cas contraire, c'est-à-dire lorsqu'il s'agit simplement de filtration intermittente sur un sol nu, ces surfaces pourront être plus faibles.

Qu'il s'agisse ou non d'épuration agricole, le drainage du sol, s'il y a lieu d'y pourvoir, sera déterminé par la situation de la nappe souterraine, le degré de perméabilité du terrain et l'importance du volume d'eau à épurer.

En aucun cas les champs d'épandage ne peuvent être employés à la culture de légumes ou de fruits en contact avec le sol et destinés à être mangés crus.

Ils ne doivent être établis qu'après examen du service hydraulique, conformément à la circulaire du ministre de l'Agriculture en date du 20 août 1906 sur la police des eaux.

Les sols utilisés pour l'épuration des eaux d'égout devront être régulièrement travaillés pour éviter le colmatage. L'épandage y sera réglé par déversements intermittents, de telle sorte qu'il ne se produise jamais de stagnation à la surface.

L'établissement d'un champ d'épandage au voisinage de puits ou de nappes d'eau souterraines servant à l'alimentation et insuffisamment protégés contre les infiltrations superficielles peut constituer un danger si l'épuration est insuffisante, irrégulière ou mal dirigée.

Les procédés biologiques artificiels permettent d'effectuer l'épuration des eaux d'égout sur des sols artificiellement constitués par des matériaux très perméables (tels que scories ou mâchefer, pouzzolanes ou corps poreux de toutes sortes) disposés en lits sur une épaisseur moyenne de 1 m. 50 à 2 mètres.

A la surface de ces lits, on déverse par intermittences, soit au moyen de canalisations desservies par des réservoirs de chasse, soit au moyen de dispositifs mécaniques quelconques dont on connaît actuellement un grand nombre de systèmes, des volumes d'eau d'égout correspondant en moyenne à 500 litres par mètre carré de surface et par vingt-quatre heures (5000 mètres cubes par hectare et par jour, ou 1 825 000 mètres cubes par hectare et par an).

Le liquide filtre à travers le sol poreux et s'y débarrasse de la matière organique qu'il contenait. Celle-ci est rapidement transformée en nitrates par une série d'actions microbiennes d'autant plus actives que l'aération du lit est plus parfaite dans toute la masse des matériaux qui le constituent.

Pour que l'épuration s'accomplisse d'une manière satisfaisante sans encrasser le lit bactérien, il est indispensable :

a) Que l'eau distribuée à la surface du lit soit débarrassée aussi parfaitement que possible de toute matière en suspension;

b) Que la distribution soit régulière et que les déversements soient réglés de telle sorte que l'oxydation des substances organiques dissoutes, fixées sur les matériaux pendant les périodes de mouillage, ait le temps de s'effectuer.

La première condition (séparation des matières en suspension) peut être réalisée de plusieurs manières :

La plus simple consiste à retenir préalablement les eaux d'égout dans un ou plusieurs bassins étanches et convenablement disposés pour recueillir par *décantation* ou *dépôt* toutes les substances lourdes et pour séparer au moyen de diaphragmes ou de chicanes de surfaces les corps légers flottants, en particulier les graisses. Pour que ces matières soient retenues, il est alors indispensable de donner aux bassins une capacité correspondant au débit total moyen fourni par l'égout en six heures.

L'effluent est ensuite dirigé sur les lits bactériens et les boues sont évacuées des bassins de dépôt au moyen de dragues ou de pompes, sans avoir subi de fermentation. Avec ce système, la manutention des boues exige une main-d'œuvre assez onéreuse.

Aussi lui préfère-t-on dans beaucoup de cas celui des *fosses septiques étanches* qui permet de raréfier notablement les dragages.

Les fosses septiques sont des bassins profonds de 2 à 4 mètres et d'une capacité correspondant au débit total fourni par l'égout en vingt-quatre heures.

Ces fosses restant constamment pleines laissent écouler par déversement à l'une de leurs extrémités un volume d'eau égal à celui qu'elles reçoivent à l'autre extrémité. Elles remplissent la double fonction de bassins de décantation et de bassins de fermentation. Les matières lourdes se déposent au fond ; les matières légères (graisses principalement) émergent à la surface et y sont retenues par des cloisons plongeantes qui ne laissent filtrer que les liquides parfaitement décantés. Les fermentations complexes qui s'y accomplissent ont pour résultat de solubiliser environ 30 à 50 pour 100 des matières organiques en suspension qu'elles reçoivent. Celles de ces matières que les ferments microbiens ne parviennent pas à dissoudre y restent accumulées en même temps que les substances minérales (argiles et sables fins). On les évacue de temps en temps avec des pompes ou par dragages, lorsque leur masse réduit d'un tiers environ la capacité volumétrique des fosses.

Les fermentations qui s'accomplissent dans les fosses septiques s'accompagnent de dégagements gazeux assez abondants dont le volume correspond en moyenne à 10 litres par mètre cube d'eau d'égout traitée. Ces dix litres de gaz sont constitués par un mélange de méthane (gaz de marais), d'acide carbonique et d'hydrogène avec une petite quantité d'hydrogène sulfuré. Leur odeur, souvent désagréable, entraîne l'obligation de placer les fosses septiques loin des agglomérations ou même, dans certains cas, de supprimer leur emploi.

Pour éviter l'encombrement trop rapide des fosses septiques par des corps étrangers insolubles (sables, scories, cendres), il est toujours nécessaire de n'y admettre que des eaux d'égout grossièrement décantées, soit au moyen de bassins spéciaux munis de grilles placées à leur entrée, soit au moyen de décanteurs mécaniques dont il existe un grand nombre de systèmes.

L'effluent des fosses septiques est évacué et distribué sur les lits bactériens, comme il a été dit ci-dessus.

Il importe de savoir que la fosse septique ne saurait en aucun cas être considérée comme réalisant, même partiellement, l'épuration des eaux d'égout. Son rôle est limité à la solubilisation d'une partie des matières organiques en suspension.

L'épuration ne s'accomplit que sur les lits bactériens par l'action des ferments aérobies dont sont peuplés les matériaux poreux qui les constituent.

Aussi les autorités sanitaires ne sauraient-elles être mises trop en garde contre cette idée erronée et trop fréquemment émise que les fosses septiques sont des appareils d'assainissement. Les fosses septiques sans lits bactériens, proposées pour remplacer les fosses d'aisance fixes, ne sauraient être tolérées dans les villes; par les mauvaises odeurs qu'elles dégagent et par leurs déversements directs de matières en pleine fermentation à l'égout, elles constituent à la fois une gêne et un redoutable danger pour la santé publique. L'usage n'en est possible que dans les campagnes, lorsque leur effluent peut être déversé sur des prairies.

Tels sont les principes généraux qui permettront aux intéressés de faire un choix judicieux parmi les dispositifs d'assainissement dont l'efficacité est actuellement démontrée, en tenant compte des conditions économiques et des exigences sanitaires de chaque localité.

Les commissions sanitaires d'arrondissement et les conseils d'hygiène départementaux devront veiller à ce qu'aucun projet d'épuration d'eaux d'égout ne soit approuvé sans que les conditions de contrôle ci-après établies par le Conseil supérieur d'hygiène publique aient été imposées et acceptées par ceux qui en assureront l'exécution.

III. — *Documents à fournir à l'appui des demandes d'autorisation de construction d'égouts ou de projets d'assainissement.*

Tout projet soumis à l'instruction devra fournir les éléments d'information ci-après :

1° Par un mémoire descriptif suffisamment complet :

La population de la ville et des agglomérations desservies par les égouts projetés;

La superficie et la topographie de l'agglomération ;

Le nombre de maisons et la densité moyenne de la population;

La pluviométrie (hauteur d'eau totale tombée dans une année, nombre de jours de pluie, averses exceptionnelles);

Le mode de revêtement des chaussées et des trottoirs:

L'alimentation en eau potable;

Les surfaces des parties dont les égouts doivent recueillir les eaux, surfaces réparties en bassins divers, s'il y a lieu;

La nature des eaux que les égouts doivent évacuer : eaux pluviales, eaux de lavage des rues, eaux ménagères, eaux de lavoirs, eaux industrielles, matières de vidanges. Dans le cas où ces dernières ne seront pas recueillies dans les égouts, indiquer quelles dispositions sont prises pour assurer que ce déversement ne peut avoir lieu; dire ce que deviennent ces matières.

Existe-t-il des hôpitaux, des casernes, des établissements industriels devant déverser des eaux impures dans les égouts? Énoncer la nature des industries.

Indiquer les moyens prévus pour assurer la ventilation continue et le nettoyage des égouts; les chasses automatiques ou non; les dispositions prises pour l'envoi direct et immédiat, dans la canalisation publique, de toutes les déjections des maisons : vidanges, eaux ménagères, eaux pluviales; et les mesures à prendre pour arrêter ou restreindre l'apport dans les égouts de corps solides susceptibles d'y entraver l'écoulement des eaux.

Enfin le mémoire devra mentionner, avec précision, ce que deviendront les eaux recueillies dans les égouts : subissent-elles une purification? De quelle nature? Décrire le fonctionnement du système d'épuration et indiquer, dans le cas de l'épandage, la surface utilisée et la nature géologique du sol et du sous-sol.

Ces eaux sont-elles déversées simplement dans un cours d'eau? Quel est le débit minimum de celui-ci? Quelles sont les agglomérations riveraines existant en aval du débouché de l'égout? et à quelles distances?

2° Par des dessins (plans, coupes et profils), le tracé, la pente et la section des égouts et les types des différents ouvrages de la canalisation (bouches, regards de visite, réservoirs de chasse, etc.);

Et par un tableau indiquant pour chacune des voies drainées :

La désignation et la longueur de la rue;

La longueur et la pente de l'égout projeté;

Le volume total des eaux à débiter, en litres et par seconde (eaux usées additionnées ou non des matières de vidange et eaux de pluies, s'il s'agit du système unitaire; eaux usées et matières de vidanges seulement, dans le cas d'un système séparé);

La section minima de l'égout nécessaire, d'après le calcul;

La forme ou la section pratique adoptée (conduites circulaires ou égouts en maçonnerie);

3° Pour l'épuration des eaux d'égouts :

a) Les plans, coupes et dispositifs des différents ouvrages proposés;

b) La nature des eaux à traiter et leur composition chimique établie d'après les méthodes d'analyse indiquées en annexe de la présente instruction;

c) La quantité de ces eaux à évacuer et à épurer par jour;

d) Les variations saisonnières et journalières de volume;

e) La disposition du lieu où s'effectuera l'épuration (nature et étendue du terrain, perméabilité et drainage, arrivée de l'eau par gravité ou par refoulement);

f) Le point de déversement des eaux épurées (utilisation possible de celles-ci à l'irrigation culturale, rejet dans des cours d'eau ou à la mer).

Dans les cas où les eaux épurées devraient être déversées dans un cours d'eau, on aurait à fournir des indications sur le régime de ce dernier et on précisera si les eaux servent à l'alimentation de localités situées en aval, et s'il existe, dans le cas de déversement à la mer, des stations balnéaires ou des parcs à coquillages voisins, susceptibles d'être contaminés par les microbes pathogènes ou par d'autres substances nocives provenant des égouts.

IV. — *Contrôle de l'épuration des eaux d'égout. Méthodes d'analyse.*

Aux termes des articles 21 et 25 de la loi du 15 février 1902 relative à la protection de la santé publique, le Conseil supérieur d'hygiène publique de France, les conseils départementaux et les Commissions sanitaires doivent être consultés sur les projets d'assainissement et sur les dispositifs d'épuration d'eaux d'égout ou d'eaux vannes ménagères ou industrielles.

Or, la plupart des projets d'assainissement et des dispositifs d'épuration récemment soumis à l'examen desdits conseils ou commissions, bien qu'établis en apparence conformément aux données scientifiquement admises, fournissent après leur réalisation des résultats défectueux, et, loin d'améliorer les conditions de salubrité des localités et des cours d'eau, ils constituent au contraire de réels dangers pour la santé publique. Il paraît donc indispensable d'imposer aux autorités sanitaires locales ou régionales l'obligation de contrôler fréquemment l'efficacité de l'épuration obtenue et d'interdire les déversements d'eaux d'égout ou d'eaux vannes ménagères ou industrielles insuffisamment épurées, non seulement dans les cours d'eau, mais aussi à la surface du sol, lorsqu'une nappe aquifère souterraine servant à l'alimentation de puits voisins est susceptible d'être contaminée.

Pour que ce contrôle soit pratiquement réalisable, il faut qu'il puisse être effectué par des moyens très simples. Il faut en outre que, tenant compte des circonstances ou des dispositions spéciales à chaque localité, les autorités sanitaires n'exagèrent pas les difficultés du problème à résoudre et sachent se borner à exiger que les eaux usagées soient rendues imputrescibles aux nappes souterraines ou aux cours d'eau. Il serait évidemment déraisonnable d'imposer aux municipalités ou aux industriels l'obligation de rendre aux rivières ou aux fleuves une eau plus pure que celle qu'on peut leur emprunter.

Quel que soit le procédé employé, on peut admettre que l'épuration est satisfaisante et que l'eau traitée peut être évacuée sans inconvénients quand elle ne renferme aucune matière en suspension susceptible de se déposer sur les bords ou dans le lit des rivières, ni aucune matière en solution capable, soit de fermenter en dégageant des gaz nauséabonds, soit d'intoxiquer les êtres vivants, animaux ou végétaux.

Il n'est pas possible d'établir des règles invariables basées sur des résultats d'analyses. Ceux-ci n'ont de valeur que pour déterminer le meilleur procédé à appliquer dans telle ou telle circonstance et pour comparer sur une même eau d'égout, *avant* et *après* traitement, le degré d'efficacité du procédé choisi.

Hormis certains cas très exceptionnels, la pureté *bactériologique* ne saurait être exigée. On ne peut l'obtenir ni par l'irrigation intermittente sur sol nu ou cultivé, ni par les méthodes biologiques artificielles. Si les eaux d'égout épurées doivent servir à l'alimentation d'agglomérations urbaines en aval de leur point de déversement, il sera toujours nécessaire d'assurer leur purification complète par l'un quelconque des procédés de stérilisation applicables aux eaux de ruissellement.

Les eaux d'égout traitées par les méthodes biologiques artificielles renferment le plus souvent à leur sortie des lits bactériens un grand nombre de germes saprophytes qui jouent un rôle très actif dans les processus d'épuration. Ces germes s'éliminent d'eux-mêmes lorsque la matière organique a disparu. Ils ne contribuent en aucune manière à polluer les rivières qui les reçoivent, et ils ne constitueraient une cause de souillure pour celles-ci que s'ils trouvaient dans l'eau de ces rivières un milieu organique favorable à leur multiplication.

En règle générale, on peut donc ne tenir aucun compte de leur présence lorsque l'eau épurée qui les véhicule ne renferme plus de substances organiques putrescibles et a subi une nitrification satisfaisante. Il est d'ailleurs facile de constater qu'ils n'accroissent pas l'impureté des rivières, en faisant la numération des germes contenus dans l'eau de ces rivières sur deux échantillons prélevés en plein courant, l'un en amont, l'autre en aval, à quelques centaines de mètres du point de déversement.

L'élimination aussi complète que possible des matières en suspension est autrement importante : c'est elle surtout qu'il faut exiger.

La *commission royale anglaise*, pour l'étude des procédés d'épuration des eaux d'égout, fixe à 0gr,03 pour 1000 (dont 0gr,02 de matière organique et 0gr,01 de substances minérales) le maximum de ces matières en suspension qu'ont peut considérer comme tolérable. Nous proposons d'admettre cette limite qui, dans les installations d'épuration biologique convenablement aménagées, ne doit jamais être dépassée.

Il convient également d'attacher un grand intérêt à la détermination de la *putrescibilité* par l'épreuve très simple connue sous le nom de « test d'incubation » (1).

Cette épreuve consiste à prélever dans un flacon, après décantation ou filtration sur papier, un échantillon de l'eau supposée épurée. Le flacon, bouché à l'émeri, est conservé pendant sept jours à l'étuve à la température de 30 degrés. On titre, avant et après cette « incubation », la quantité d'oxygène que l'eau est susceptible d'emprunter au permanganate de potasse en 3 minutes (2).

Si cette eau contient des matières organiques putrescibles, les ferments qui la peuplent s'emparent d'abord de l'oxygène dissous, puis, lorsque celui-ci a été utilisé, ils décomposent les composés oxygénés, d'abord les nitrates, puis les sulfates. Avec ces derniers, ils forment, par réduction, des sulfures que révèle facilement leur odeur nauséabonde.

Un effluent convenablement épuré emprunte sensiblement la même quantité d'oxygène au permanganate *avant* et *après* les sept jours d'incubation à 30 degrés. Au contraire, un effluent putrescible contenant des composés avides d'oxygène, tels que l'hydrogène sulfuré, absorbe plus d'oxygène, et les résultats de la détermination sont plus forts *après qu'avant* l'incubation.

La commission royale anglaise indique justement que cette épreuve du *test d'incubation* fournit des données plus exactes sur un mélange, en *proportions correspondantes à leur volume respectif*, de l'eau épurée et de l'eau de la rivière qui doit recevoir celle-ci. Le but essentiel que l'on poursuit en l'effectuant est d'évaluer approximativement la quantité de matières organiques contenues dans l'eau. Mais il importe de se rappeler qu'il ne s'agit là que d'une approximation, car certaines substances parfois abondantes dans les eaux résiduaires industrielles, telles que les sulfures, les nitrites, les sulfocyanates, les phénols et leurs dérivés, les matières colorantes, etc., sont également capables de réduire le permanganate de potassium.

Pour apprécier si une eau d'égout traitée par filtration intermit-

(1) Voir plus loin la technique de cette méthode.

(2) Généralement, en Angleterre, ce « test d'incubation » se pratique en évaluant la quantité d'oxygène emprunté au permanganate en 3 minutes; on y ajoute une détermination spéciale de la quantité d'oxygène emprunté à froid au permanganate en 4 heures, et cette épreuve permet d'évaluer la quantité de matières organiques contenues dans l'eau.

tente sur le sol ou sur des lits bactériens est suffisamment épurée, il n'est ordinairement pas indispensable de faire d'autres analyses. Il peut toujours être utile de doser, *avant et après épuration*, l'azote organique, l'ammoniaque, les nitrites et les nitrates; mais les éléments d'information qu'apporteront les résultats de ces analyses ne modifieront pas le jugement que le test d'incubation et la teneur de l'eau épurée en matières en suspension auraient permis de porter.

L'expérience montre, en effet, qu'il n'existe aucun rapport défini entre la proportion d'azote albuminoïde ou d'azote total et la quantité d'ammoniaque que peut contenir une eau épurée. En revanche, la détermination du taux d'ammoniaque et celle des nitrates fournissent une indication utile sur l'intensité des phénomènes d'oxydation qui s'accomplissent soit dans un champ d'épandage, soit sur un lit bactérien. Pour cette raison, il conviendra de ne pas les négliger.

En résumé, et bien que les études actuellement en cours sur les méthodes d'analyse des eaux d'égout ne permettent pas de préciser la nature des substances organiques contenues dans ces eaux, nous estimons qu'on doit provisoirement admettre que *l'épuration est satisfaisante* :

1° *Lorsque l'eau épurée ne contient pas plus de 0 gr. 03 de matières en suspension par litre;*

2° *Lorsque, après filtration sur papier, la quantité d'oxygène que l'eau épurée emprunte au permanganate de potassium en 3 minutes reste sensiblement constante avant et après 7 jours d'incubation à la température de 30 degrés, en flacon bouché à l'émeri;*

3° *Lorsqu'avant et après 7 jours d'incubation à 30 degrés l'eau épurée ne dégage aucune odeur putride ou ammoniacale;*

4° *Enfin lorsque l'eau épurée ne renferme aucune substance chimique susceptible d'intoxiquer les poissons et de nuire aux animaux qui s'abreuveraient dans le cours d'eau où elle est déversée.*

Dans certains cas, on pourra tolérer l'évacuation d'un effluent incomplètement épuré et légèrement putrescible, lorsque cet effluent ne renfermera pas un excès de matières en suspension et lorsqu'il sera déversé dans un cours d'eau à grand débit (d'un volume au moins 50 fois plus considérable). On s'assurera alors que l'eau de la rivière ou du fleuve a une composition chimique et bactériologique sensiblement égale dans les échantillons prélevés *en amont et en aval, à quelques centaines de mètres du point de déversement.*

Rappelons en outre que, si parfaite que puisse être l'épuration réalisée par les procédés biologiques (lits bactériens ou irrigation intermittente avec ou sans utilisation culturale), *on ne doit jamais employer une eau d'égout épurée*, même très diluée, *à des usages alimentaires, sans purification chimique ou filtration préalable.*

Il est extrêmement désirable qu'avant d'être présenté à l'examen du Conseil supérieur d'hygiène publique de France, des Conseils d'hygiène départementaux ou des Commissions sanitaires, chaque projet d'épuration soit étudié avec le plus grand soin pour éviter les dépenses inutiles et l'adoption de procédés ou de dispositifs non appropriés aux conditions locales.

Il importe enfin que toutes les stations d'épuration d'eaux d'égout ou d'eaux résiduaires industrielles susceptibles d'intéresser la santé publique, soient l'objet d'une surveillance constante de la part des autorités sanitaires, lesquelles devront s'assurer fréquemment de leur bon fonctionnement et de leur état d'entretien.

V. — *Technique du* Test d'incubation *ou indice de putrescibilité des eaux épurées.*

Les réactifs nécessaires pour employer cette méthode d'analyse sont :

1° Solution de permanganate de potasse contenant 0 gr. 395 de permanganate par litre (1 centimètre cube de cette solution correspond à 0 milligr. 1 d'oxygène) ;

2° Solution d'acide sulfurique pur au 1/5 en volume ;

3° Solution d'iodure de potassium à 10 pour 100 ;

4° Empois d'amidon à 2 grammes par litre ;

5° Solution titrée d'hyposulfite de soude. On dissout 7 grammes de ce sel dans un litre d'eau. Cette solution doit être préparée de façon que 1 centimètre cube corresponde à 2 centimètres cubes de la solution de permanganate. Pour cela, on mélange 50 centimètres cubes d'eau distillée, 10 centimètres cubes d'acide sulfurique dilué au 1/5 et 50 centimètres cubes de la solution de permanganate. On ajoute alors goutte à goutte la solution d'iodure de potassium jusqu'à ce que le mélange ait la coloration jaune brun clair de l'iode. Au moyen d'une burette graduée, on verse la solution d'hyposulfite jusqu'à coloration jaune pâle.

On ajoute quelques gouttes de l'empois d'amidon et on continue à faire couler la solution d'hyposulfite jusqu'à décoloration. Si la solution est exacte, on aura employé 25 centimètres cubes d'hyposulfite. Si l'on n'obtient pas ce résultat, on ajuste la solution par une dilution convenable.

Cette solution est très altérable ; aussi doit-on en préparer peu à l'avance, et en tout cas, la titrer chaque fois avant d'en faire usage.

Technique de la méthode. — On mesure dans un matras 50 centimètres cubes de l'eau à analyser, préalablement bien décantée ou filtrée sur papier ; on ajoute 5 centimètres cubes d'acide sulfurique au 1/5, puis 20 centimètres cubes ou davantage de solution de permanganate. On abandonne le matras pendant trois minutes à la température du laboratoire. Au bout de ce temps on ajoute la solution d'iodure et l'on titre à l'hyposulfite. En tenant compte du volume d'eau employé (50 centimètres cubes), 1 centimètre cube de la solution d'hyposulfite correspond à 4 milligrammes d'oxygène.

Il est nécessaire qu'il y ait toujours un excès de permanganate pendant les 3 minutes et qu'après ce délai le mélange soit encore nettement coloré en rouge.

Le titrage par la solution d'hyposulfite doit être effectué aussitôt après l'addition de la solution d'iodure, pour éviter les erreurs que produirait la mise en liberté d'une partie de l'iode par l'acide sulfurique en solution.

L'analyse, faite une première fois sur l'échantillon d'eau après son prélèvement, est répétée sur le même échantillon après qu'il a été conservé en flacon bouché à l'émeri pendant 7 jours à l'étuve à 30 degrés. Si l'eau est convenablement épurée, la quantité d'oxygène empruntée au permanganate avant et après incubation est sensiblement la même. Il y a lieu de remarquer toutefois que certaines eaux épurées, non putrescibles, mais riches en nitrates et contenant encore des matières organiques, peuvent absorber plus d'oxygène après qu'avant l'incubation, par suite de la décomposition des nitrates en nitrites. On doit donc toujours s'assurer si l'eau ne contient pas *après* incubation des quantités importantes de nitrites.

III. — LA DÉTERMINATION DE LA PUTRESCIBILITÉ DES EAUX ÉPURÉES

d'après G. Fendler et W. Stüber

(Gesundheits Ingenieur, 1909, n° 20, p. 333.)

Les auteurs ont étudié la réaction de *Caro* telle qu'elle a été employée par *Weldert* et *Röhlich*[1]. On sait que cette réaction est basée sur ce fait que la paraamidodiméthylaniline donne, en présence de chlorure de fer en solution chlorhydrique, du bleu de méthylène en présence d'hydrogène sulfuré. *Weldert* et *Röhlich* n'emploient dans ce but qu'une seule solution composée de 100 centimètres cubes de paraamido diméthylaniline à 1 pour 100, 200 centimètres cubes d'acide chlorhydrique (D : 1,19) et 100 centimètres cubes d'une solution à 1 pour 100 de chlorure ferrique. Pour rechercher l'hydrogène sulfuré, il suffit de mélanger 10 centimètres cubes de l'eau à examiner avec 5 centimètres cubes de réactif.

Les auteurs ont constaté que cette méthode est très sensible, mais la coloration n'est cependant pas très caractéristique en présence de très faibles quantités d'hydrogène sulfuré. La colora-

[1] Mitteilungen aus der Kgl. Prüfungsanstalt für Wasserversorgung und Abwässerbeseitigung. Heft 10, 1908.

tion est plus nette dans ce cas en employant 3 solutions, une solution à 1 pour 100 de paraamidodiméthylaniline, une solution à 1 pour 100 de chlorure ferrique et une solution d'acide chlorhydrique à 25 pour 100 ($d = 1,125$). On opère alors sur 20 centimètres cubes d'eau qu'on additionne de 1 centimètre cube de la solution chlorhydrique, de 0 cc. 5 de la solution de paraamidodiméthylaniline et de 0 cc. 5 de la solution de chlorure ferrique. En présence de très faibles quantités d'hydrogène sulfuré, il se produit une coloration rouge violette qui passe rapidement au bleu.

La réaction de *Caro* est en défaut en présence de grandes quantités de nitrites (plus de 90 milligrammes Az^2O^3 par litre). Les nitrates ne gênent pas.

L'essai au *papier d'acétate de plomb* possède, d'après les auteurs, quand il est bien effectué, la même sensibilité que la *réaction de Caro*, et il a l'avantage de ne pas être gêné par la présence des nitrites, si on se borne à la recherche de l'hydrogène sulfuré libre, sans acidifier le liquide. Cette méthode est donc préférable à la réaction de *Caro*, dans les liquides riches en nitrites.

IV. — LA FAUNE ET LA FLORE SAPROPHYTIQUE DES EAUX ET LEURS VARIATIONS AVEC LE DEGRÉ DE POLLUTION

D'après R. Kolkwitz et M. Marsson (Internationale Revue der gesamten Hydrobiologie und Hydrographie, 20 janvier 1909).

Les auteurs ont dressé un tableau, comprenant plus de 300 espèces, des saprophytes végétaux et animaux qui peuvent servir à caractériser le degré de pureté des eaux. Ils envisagent ainsi trois zones de purification spontanée des eaux :

1° La zone des Polysaprophytes ;
2° La zone des Mésosaprophytes α et β ;
3° La zone des Oligosaprophytes.

Les matières organiques putrescibles exercent en effet une influence considérable sur la répartition des organismes végétaux, comme les auteurs ont pu s'en rendre compte par de très nombreuses recherches dans les cours d'eau des pays les plus divers. Ces trois zones peuvent se caractériser de la façon suivante :

1° La zone des Polysaprophytes correspond, au point de vue chimique, à une richesse assez élevée de l'eau en matières organiques complexes putrescibles (albumines et hydrates de carbone). Tel est le cas des eaux résiduaires des villes et des industries. Ces eaux sont en outre le siège de phénomènes de réduction, de production d'hydrogène sulfuré et de sulfure de fer, etc.... Les organismes y sont nombreux, mais assez uniformes : on y trouve sur tout des Schizomycètes et des Flagellés non colorés. Le nombre de ces organismes peut dépasser 1 million par centimètre cube.

2° La zone des Mésosaprophytes peut se diviser en deux parties. Dans la zone α, la purification de l'eau se fait encore activement, mais, contrairement à ce qui se passe dans la première zone, on voit apparaître des phénomènes d'oxydation dus à la production d'oxygène par des plantes à chlorophylle. Les matières azotées complexes y sont dégradées à l'état de composés amidés. Dans la zone β, les produits de décomposition s'approchent de plus en plus de la forme minérale. Les eaux normales de drainage des terres peuvent, dans la plupart des cas, être rattachées à cette zone. La zone des Mésosaprophytes est particulièrement riche en Diatomacées, Schizophycées et Chlorophycées.

3° La zone des Oligosaprophytes correspond au groupe des eaux pratiquement pures, dans lesquelles la minéralisation est complète et elle se rattache ainsi à la région β de la zone précédente. La teneur de l'eau en oxygène est voisine de celle qui correspond à la solubilité de ce gaz, la proportion d'azote organique ne dépasse pas 1 milligramme par litre, la transparence est parfaite, la contamination bactérienne est faible et ne dépasse que rarement 1000 bactéries par centimètre cube.

Les auteurs ont ainsi dressé un long tableau très complet des espèces végétales et animales qu'on rencontre dans ces diverses zones. La zone polysaprophytique et la zone α-mésosaprophytique renferment surtout des Flagellés non colorés. Les Ciliés, plus faciles à reconnaître que les précédents, ont une très grande importance pour l'appréciation du degré de pollution de beaucoup de cours d'eau. Ils sont surtout abondants dans la zone mésosaprophytique. Parmi les *Vermes*, les *Tubificides limicoles* sont particulièrement importants pour caractériser les zones polysaprophytique et α-mésosaprophytique, tandis que les autres espèces appartiennent à la zone des eaux pures. Les divers *Rotatoria* sont également très répandus; leurs espèces permettent de reconnaître aussi certaines zones. Les mollusques se classent en majorité dans la zone oligosaprophytique.

V. — L'ÉPURATION DES EAUX RÉSIDUAIRES DANS LES PETITES AGGLOMÉRATIONS

D'après A. LUBBERT (Gesundheits Ingenieur 1909, n° 9, 16, 18, 24, 27).

L'auteur donne quelques exemples pour montrer comment on a résolu le problème de l'épuration des eaux résiduaires de maisons particulières, d'hôtels, d'hôpitaux, de prisons dans divers pays.

En Amérique, on emploie surtout l'épandage ou la filtration

intermittente sur le sol ou sur le sable. Cette dernière méthode a été adoptée à *Fairmont*, petite ville de 3000 habitants produisant environ 90 mètres cubes d'eaux résiduaires par jour. L'épuration se fait au moyen d'une fosse septique couverte, de 300 mètres cubes, qui alimente deux filtres intermittents à sable qui ont ensemble une surface utile de 2400 mètres carrés. Au Sanatorium de *Montefiore*, près *Bedford* N Y, l'épuration des 75 mètres cubes d'eau d'égout, fournis par les 200 pensionnaires, se fait par fosse septique et lits bactériens. Les fosses septiques sont divisées en trois parties par des chicanes longitudinales, de sorte que l'eau parcourt, avant de sortir de la fosse, un chemin égal à trois fois la longueur de cette fosse. Un siphon déverse automatiquement, toutes les 10 ou 20 minutes, l'eau d'égout sur les trois lits bactériens. Ces derniers sont des cylindres de 5 m. 94 de diamètre et de 1 m. 91 de hauteur, remplis de pierres de 25 à 64 millimètres de grosseur, sur lesquels l'eau est répartie au moyen de becs pulvérisateurs Colombus. L'effluent de ces lits se réunit dans un bac de décantation de 17 mètres cubes, et l'eau clarifiée est traitée ensuite par l'épandage.

Un grand hôtel de *Bedford* en Pensylvanie possède une installation très intéressante. Sur le domaine se trouvent plusieurs sources qui laissent écouler beaucoup d'eau riche en soufre, en fer et en magnésie. Ces eaux se réunissent dans un ruisseau où l'hôtel évacue ses eaux d'égout. L'hôtel produit chaque jour 60 mètres cubes d'eaux d'égout, auxquelles se joignent 90 mètres cubes d'eau des sources. L'installation comprend une fosse à sable avec grille, puis une fosse septique de $6{,}10 \times 12{,}20$ de surface et de 1 m. 65 de profondeur moyenne; ensuite viennent deux lits bactériens de contact, de $6{,}10 \times 12{,}20$ de surface et de 1 m. 10 de profondeur, drainés avec des tuyaux en terre cuite, de telle sorte que la vidange du lit ne dure pas plus de 40 minutes. Ces lits sont constitués par une couche de pierres de 15 centimètres sur laquelle se trouve une couche de coke de 76 centimètres recouverte elle-même de 15 centimètres de fines pierres.

L'auteur décrit ensuite, parmi les installations françaises, le transformateur intégral de *Bordigoni*, le puisard absorbant d'*Auscher*, la fosse *Simplex* de *Gaultier*, et la fosse septique et lit de *Degoix*. Ces appareils sont suffisamment connus par nos publications antérieures pour qu'il soit inutile de les décrire ici.

En Allemagne, le procédé *Degener* à la bouillie de charbon s'est répandu dans les petites installations. La méthode consiste à ajouter à l'eau d'égout de la poussière fine de charbon, à raison de 1 à 2 kilogrammes par mètre cube d'eau et à précipiter ensuite par le sulfate d'alumine ou de fer. La poudre de charbon fixe les matières organiques putrescibles et, après l'addition du précipitant chimique, l'eau se clarifie et reste imputrescible. La difficulté consiste à déterminer la proportion de charbon et de précipitant

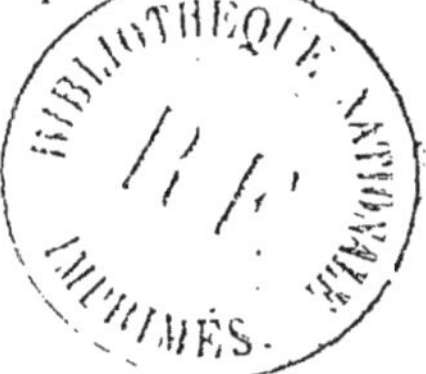

suivant le degré de contamination des eaux; mais cette proportion s'apprécie aisément avec un peu de pratique. Quant aux boues, elles sont transformées en briquettes et constituent un bon combustible par suite du charbon qu'elles renferment.

Parmi les autres procédés employés pour les petites installations, on peut citer surtout l'épuration par lits percolateurs du type *Dunbar*. Ces lits sont construits sur un sol bétonné et imperméable, en ayant soin de réserver une pente de chaque côté vers une rigole médiane et une pente de cette rigole vers la sortie. Au-dessus, on place une couche de 1 mètre de matériaux poreux et gros comme la tête d'un enfant, puis une couche de matériaux de la grosseur du poing, une couche de 10 centimètres de fins matériaux de 10 à 30 millimètres de grosseur, et enfin une dernière couche de 10 centimètres de très fins matériaux de 3 à 10 millimètres. Cette dernière couche porte la couche superficielle proprement dite, de 50 centimètres d'épaisseur formée de grains de 1 à 3 millimètres. La répartition de l'eau se fait soit directement à la surface de la couche filtrante supérieure, soit au moyen d'une ou plusieurs gouttières. L'adjonction aux matériaux de la couche filtrante de 20 pour 100 de matériaux de moins de 1 millimètre de grosseur améliore beaucoup le fonctionnement du lit pour le chargement de 1 mètre cube d'eau d'égout par mètre carré de surface.

Il existe en Allemagne plusieurs exemples de ces installations. Celle de la maison de convalescence *Poppenbüttel* épure chaque jour 3 mètres cubes d'eaux résiduaires : elle comprend une fosse à sable de $1^{m3},2$ et un lit percolateur *Dunbar* à deux étages, chaque étage pouvant être utilisé isolément. Le lit supérieur a une surface de $5^{m2},4$; quand il est nécessaire de régénérer sa couche filtrante, on utilise le petit lit inférieur de $2^{m2},2$. Pendant ce temps, on gratte la surface du grand lit de manière à n'enlever qu'une couche d'environ 1 centimètre, puis on bêche dans le lit jusqu'à une profondeur maxima de 10 centimètres. On abandonne la surface à la dessiccation jusqu'à ce que la couche superficielle ait perdu sa consistance visqueuse, ce qui demande un ou deux jours. On égalise alors au rateau et on fait de nouveau arriver l'eau d'égout. Voici un exemple des résultats obtenus à *Poppenbüttel* :

	Eau brute.	Eau épurée.
	—	—
Oxydabilité en mgr de MnO^4K par litre	982,8	109,3
Diminution pour 100	"	86,8
Acide nitrique en mgr par litre	0,0	160,0
Ammoniaque —	60,6	38,5
Aspect extérieur : clarté	Très trouble.	Claire.
— couleur	Vert jaunâtre.	Faiblement jaunâtre.
— dépôt	Flocons bruns abondants.	Quelques flocons gris.
— odeur	Fécaloïde.	Nulle.
Transparence en cm	0,0	14,5

Une autre installation de lits percolateurs *Dunbar* a été faite à l'asile de *Gross-Hansdorf*; elle traite 9 à 11 mètres cubes d'eau par jour, provenant de trente personnes. Elle comprend deux fosses à sable disposées l'une à la suite de l'autre : la première retient les grosses impuretés; puis l'eau traverse une grille et entre dans la deuxième fosse, de 3 mètres cubes de capacité, qui retient surtout les boues plus légères. L'eau se rend alors aux lits percolateurs, au nombre de deux, ayant chacun une surface utile de $9^{m^2},7$. En été et par temps sec, il est nécessaire de bêcher toutes les quatre semaines la surface du lit en service. Les lits sont placés au fond d'une fosse de $69^{m^3},6$, qu'on peut recouvrir, l'hiver, au moyen de planches pour protéger les lits contre le froid. Voici un exemple des résultats obtenus à *Gross-Hansdorf* :

	Eau brute.	Eau épurée.
	—	—
Oxydabilité en mgr. de MnO^4K par litre	819,9	119,3
Diminution pour 100	"	85,4
Acide nitrique en mgr. Az^2O^5 par litre	0,0	66,6
Ammoniaque en mgr. AzH^3 par litre	55,5	40,8
Aspect extérieur : clarté	Très trouble.	Claire.
— couleur	Vert-jaune.	Un peu jaunâtre.
— dépôt	Flocons bruns abondants.	»
— odeur	Un peu fécaloïde.	Terreuse.
Transparence en cm	0,0	16,0

Les dispositifs de *Vogelsang* (Dresde) pour les petites installations méritent également d'être signalés. Pour éliminer les matières en suspension, la fosse septique est divisée en plusieurs parties par des parois; quant aux lits percolateurs, ils sont formés à la partie supérieure par une couche de 25 centimètres de pierres taillées, sur laquelle on place une couche d'au moins 50 centimètres de scories grosses comme les deux poings. Au-dessus on dispose une couche de 10 centimètres de morceaux de la grosseur d'un œuf de poule, puis une couche de 10 centimètres de matériaux plus fins et enfin une couche superficielle de 30 à 50 centimètres, constituée par des matériaux gros comme des noisettes. La répartition de l'eau à la surface du lit se fait soit au moyen d'une gouttière, soit au moyen d'un petit distributeur rotatif de *Fiddian*.

La firme *J. Braun et C°, à Wiesbaden* assure d'une façon toute spéciale l'aération de ses lits percolateurs. Au lieu de placer les lits dans une fosse assez large, de manière à laisser autour un manteau d'air, *J. Braun* entoure complètement de murs ses lits bactériens, mais les dispose sur un fond grillagé en communication avec l'air extérieur. Si par un moyen quelconque on provoque un courant d'air sous le lit bactérien, cet air doit forcément traverser tout le lit. On dispose dans ce but des orifices dans les murs qui constituent les parois du lit bactérien; l'air qui passe par ces orifices est aspiré par la surface du lit et traverse la masse.

Pour éviter l'entraînement, sur les lits bactériens, de fines matières en suspension, plusieurs firmes divisent leurs fosses septiques en plusieurs parties et ne laissent couler d'une partie à l'autre que l'eau qui se trouve entre les dépôts précipités et les couches superficielles, et qui est relativement claire. La firme *Zenker et Quabis* a ainsi construit, pour l'hôpital de la Croix-Rouge, à *Liska*, une fosse septique divisée en trois compartiments, l'eau passant d'un compartiment dans le compartiment suivant au moyen d'un tube en siphon. L'eau passe ensuite sur un lit bactérien percolateur à coke. Toute l'installation est souterraine. La firme *Lehmann* et Cie (Munich) adopte un dispositif du même genre. La *Société berlinoise pour l'épuration des eaux* (Gesellschaft für Wasserversorgung und Abwäserbesseitigung G. m. d. H. Berlin S. W.) utilise une tour métallique qui reçoit l'eau d'égout dans sa partie conique inférieure; on élimine à la partie inférieure les dépôts, à la partie supérieure les gaz et les graisses, entre les deux l'eau à épurer.

GRANDE-BRETAGNE

VI. — TRAITEMENT DES EAUX D'ÉGOUT DES COMMUNES RURALES EN ANGLETERRE

(d'après Sanitary Record, 30 Sept. 1909, p. 311.)

Les installations d'épuration d'eaux d'égout sont si nombreuses en Angleterre que ceux qui en ont la charge (ingénieurs ou chimistes) ont formé une *Association of Managers of Sewage disposal Works*. Les réunions de cette association terminent toujours des visites d'installations et la dernière eut lieu récemment dans le district rural de Chelmsford à Ingatestone et à Writtle.

A *Ingatestone* la population desservie par les égouts est d'environ 1000 habitants. Le volume des eaux est environ de 91 mètres cubes par jour par temps sec, mais, comme les égouts sont du système unitaire, les pluies les diluent parfois d'une façon importante.

L'épuration se fait par irrigation terrienne. Jusque ces dernières années les eaux se rendaient dans deux bassins munis de siphons de chasse automatique. Lorsque le bassin était rempli, le siphon s'amorçait et envoyait un assez grand volume d'eau (26 mètres cubes) dans des rigoles qui la distribuaient sur une surface d'environ 2 hect. 83. Le terrain était drainé à 0 m. 60 de profondeur et les eaux s'en écoulaient dans un ruisseau. La terre était louée à un fermier; mais ce dernier, cherchant plus à obtenir de bonnes récoltes qu'une épuration satisfaisante, facilitait l'évacuation des eaux par les drains; aussi l'effluent était-il souvent mal purifié.

En 1907 on construisit deux bassins de décantation, dans le but d'éviter le colmatage trop rapide des billons, avant les bassins de chasse, et on établit un déversoir entre ces bassins pour diriger les eaux, lorsque leur volume atteint 3 fois le volume normal par temps sec, dans un lit spécial. Ce lit est formé de scories posées sur la terre; la distribution se fait à la surface par des goulottes en bois. La surface du lit est de 255 mètres carrés, la profondeur de 1 m. 15.

La surface des terrains d'irrigation a été augmentée et portée à 4 hect. 25. On ne cherche pas à obtenir des récoltes : le but est d'épurer l'eau d'égout. La terre est fréquemment labourée, travail qui coûte environ 625 francs par an. Un homme est employé à l'entretien et à l'enlèvement des boues des bassins de décantation.

A *Writtle*, la population desservie par les égouts est de même importance, environ 1000 habitants. Les égouts reçoivent les eaux vannes, les eaux usées et les eaux de pluie des toitures et des cours. Par suite de la disposition du pays, l'installation d'épuration a dû être plus compliquée et par suite plus coûteuse.

L'épuration principale est faite par lits bactériens de simple contact, puis par irrigation.

A l'extrémité des égouts se trouve un premier déversoir qui dirige à la rivière, sans aucune épuration, toutes les eaux lorsque le volume est égal à 6 fois le volume par temps sec; un 2e déversoir fait suite, pour envoyer les eaux dans un lit d'orage lorsque le volume est égal à 3 fois le volume par temps sec.

Les eaux se rendent dans deux bassins de décantation de 650 litres, puis dans une fosse septique de 87^{m^3},35, ensuite dans 4 lits bactériens de simple contact. Ces lits sont formés de coke; ils ont 176 mètres carrés de surface avec une profondeur de 0 m. 60 à 0 m. 81; le remplissage a une durée variable, mais une fois pleins ils se vident au bout d'une heure.

Les eaux du bas pays se rendent dans un bassin collecteur où elles se décantent en partie et d'où elles sont pompées dans les bassins de décantation.

Le lit d'orage a une superficie de 261 m^2 5 sur une profondeur de 0 m. 90.

Tous les effluents des lits bactériens sont évacués en irrigation sur une prairie de 1 hectare 82.

L'installation, comprenant tous les appareils (moteurs, pompes, etc.), ainsi que le prix d'achat du terrain, a coûté 82 500 francs (3 300 livres sterling).

A la suite de ces visites, le Dr *Thresh*, medical officer, a exposé ses vues sur les conditions de l'assainissement des communes rurales. Il montra d'abord que le problème s'y présente sous un aspect tout autre que dans les grandes villes : la population est plus dispersée, par suite les égouts y sont très longs comparativement à la population, et il en résulte une dépense beaucoup plus élevée. Il y a lieu de tenir compte de ce que les frais d'établissement et le prix des terrains sont sensiblement les mêmes que lorsqu'il s'agit d'une ville. Ces travaux ont comme résultante une augmentation des impôts, dont le taux se rapproche ainsi de celui des villes, ce qui empêche alors les habitants de ces dernières de venir habiter à la campagne.

Il est cependant désirable d'épurer les eaux d'égout lorsqu'il y a nuisance et lorsque cela est nécessaire pour la santé publique. Il faut donc choisir entre deux maux, une mauvaise hygiène ou une augmentation d'impôts!

Il s'élève contre la tendance des ingénieurs et des autorités sanitaires de n'admettre que l'épuration biologique artificielle : il est cependant convaincu que là où la terre est de composition convenable, et il peut toujours en être ainsi dans un village, l'irrigation terrienne est la méthode la plus simple, la plus économique et souvent la plus efficace. Il est évident que lorsque la terre est totalement inutilisable ou que son prix est trop élevé, on aura recours à l'épuration biologique artificielle. Il cite de nombreux exemples de petites communes rurales dans lesquelles on pratique l'irrigation terrienne avec de bons résultats.

VII. — OBSERVATIONS SUR LES MÉTHODES D'ÉPURATION DES EAUX RÉSIDUAIRES, LES FRAIS QU'ELLES ENTRAINENT ET LES RÉSULTATS QU'ELLES DONNENT

H.-W. Clark. — Journal of the Association of Engineering Societies. Vol. XLI, n° 5, Nov. 1908, d'après Gesundheits Ingenieur, n° 42, 1909, p. 705.

Clark donne dans ce travail les résultats des observations qu'il a pu faire dans un récent voyage en Allemagne et en Angleterre.

Il considère l'installation de *Wolverhampton* comme une installation type d'épandage, qui traite chaque jour les 15 600 mc. d'eau d'égout d'une ville de 102 000 habitants. Ces eaux sont soumises à l'épandage sur un terrain d'environ 180 hectares, drainé à $1^{m},20$ de profondeur environ par des drains disposés de 9 en 9 mètres. Quand les eaux de pluie arrivent en grande abondance, elles se réunissent dans un grand bassin de 90 centimètres de profondeur. Les effluents qui proviennent des champs d'épandage sont tellement purs que les truites vivent dans le ruisseau qu'ils forment. L'ensemble des frais d'installation atteint près de 20 millions de francs, soit près de 200 francs par habitant. Les frais d'épuration par million de gallons (4 540 mc.) s'élèvent de 150 à 2000 francs.

Clark estime que l'épandage est la meilleure méthode de traitement des eaux d'égout quand on peut acheter le terrain à moins de 3 000 francs l'hectare.

Dans les procédés biologiques, Clark insiste sur l'avantage qu'il y a à traiter les boues dans des bassins spéciaux, de manière à obtenir des boues très pauvres en eau et à simplifier cette question si délicate. Au point de vue de la distribution de l'eau sur les lits, Clark estime que les becs pulvérisateurs sont peu avantageux car ils n'utilisent qu'environ la moitié de la surface : il considère le Fiddian ou les types analogues comme les distributeurs de l'avenir.

Clark donne dans un travail un certain nombre de tableaux par-

1° Effet de la précipitation chimique.

LOCALITÉ	NATURE DE L'EAU TRAITÉE	AZOTE mgr par litre		PRÉCIPITANT CHIMIQUE EN GRAINS PAR GALLON (1 grain par gallon = 14^{mgr},3 par litre)	AZOTE mgr par litre		TRAITEMENT DES BOUES
		AMMONIACAL	ORGANIQUE		AMMONIACAL	ORGANIQUE	
Chorley	Eaux ménagères	42,8	10,1	Alumino-ferrique (sulfate d'alumine brut) : 9,0 grains.	38,2	5,5	Pressées et vendues.
Heywood	Eaux ménagères et industrielles	33,7	8,3	Alumino-ferrique : 8,0 grains.	19,9	4,2	Pressées et données aux agriculteurs.
Leeds	Eaux industrielles	19,5	6,8	Chaux : 5 grains.	18,4	3,2	Drainées.
Rochdale	Eaux ménagères et eaux de peignage de laines.	41,6	12,9	Alumino-ferrique : 7,5 grains et sulfate de fer : 4,7 grains.	42,0	6,6	Pressées et données aux agriculteurs.
Sheffield	Eaux industrielles.	26,1	7,6	Chaux	10,9	1,5	Drainées.
York	Eaux ménagères et industrielles	25,8	8,2	Alumino-ferrique : 5,7 grains et chaux : 4,5 grains.	26,3	5,4	Pressées et recouvertes de terre.

2° Lits à percolation.

LOCALITÉ ET NATURE DE TRAITEMENT PRÉALABLE	MATÉRIAUX EMPLOYÉS POUR LES LITS BACTÉRIENS	HAUTEUR DES LITS m.	MODE DE RÉPARTITION DE L'EAU	MODE DE TRAVAIL	EFFLUENT DE SORTIE AVANT DÉCANTATION mgr. par litre.			ÉTAT DES LITS APRÈS UN CERTAIN TEMPS DE FONCTIONNEMENT
					AZOTE AMMONIACAL	AZOTE ORGANIQUE	NITRATES	
Leeds (Eau brute).	Morceaux de briques	3,04	Goutlière à bascule.	Continu.	»	»	»	Colmatés au bout de 1 mois.
Leeds (Eau des bassins de décantation).	Coke	2,89	Sprinkler.	»	»	»	»	Sans changement au bout de 1 an.
Accrington. (Fosses septiques)	Coke ou morceaux de briques	2,81 et 2,15	Sprinkler.	»	10,7	2,7	22,4	Satisfaisant après 4 et 8 ans.
Birmingham	Granit, quartz, scories	1,83	Becs pulvérisateurs.	»	28,6	2,9	21,1	
Rochdale	Coke	2,74	Sprinkler.	»	»	»	»	Bon après 7 ans.
York	Morceaux de briques, coke, scories	1,98 à 2,52	Sprinkler.	»	1,0	0,7	22,5	Bon après 4 et 6 ans.
Chorley. (Précipitation chimique).	Sable, polarite et gravier	0,91	Couche filtrante superficielle.	Intermittent.	10,7	0,9	25,5	Bon après 12 ans.

3° Prix de l'épuration par millions de gallons = 4540 mc. d'effluent et par temps sec.

TRAITEMENT PRÉALABLE	LITS BACTÉRIENS DE CONTACT						LITS PERCOLATEURS					
	FRAIS DE TRAITEMENT PRÉALABLE		FRAIS DE TRAITEMENT PAR LITS DE CONTACT		ENSEMBLE DES FRAIS		FRAIS DE TRAITEMENT PRÉALABLE		FRAIS DE TRAITEMENT PAR LITS PERCOLATEURS		ENSEMBLE DES FRAIS	
	£	fr.	£	fr.	£	fr.	£	fr.	£	fr.	£	fr.
Décantation au repos avec précipitation chimique	17,20	439,68	10,95	279,95	28,20	720,87	17,20	439,68	7,85	200,68	25,00	639,06
Décantation continue avec précipitation chimique	15,50	396,25	16,15	412,87	31,70	810,37	15,50	396,25	9,00	230,06	24,60	628,87
Décantation au repos sans précipitation chimique	9,90	253,06	22,90	585,37	32,75	837,18	9,90	253,06	10,45	267,12	20,40	521,50
Décantation continue sans précipitation chimique	7,75	198,12	27,75	709,37	35,50	907,50	7,75	198,12	10,23	261,50	20,90	534,25
Fosse septique	8,60	219,87	27,75	709,37	36,45	931,75	8,60	219,87	13,15	336,12	21,75	556,00

Sur un bon sol, l'épandage revient à £ 15,25 soit 318f,89 par millions de gallons.

4° Frais d'épuration par million de gallons et par tête.

LOCALITÉ	POPULATION RATTACHÉE A L'INSTALLATION	EFFLUENT PAR TEMPS SEC ET PAR 24 HEURES		FRAIS D'ÉPURATION PAR MILLIONS DE GALLONS (4.540 mc environ)		FRAIS PAR TÊTE D'HABITANT	
		EN GALLONS	EN MÈTRES CUBES	£	fr.	£	fr.
Leicester	197 000	7 250 000	32 915	28,15	719,62	0,37	9,46
Croyden (Beddington)	100 000	4 000 000	18 160	26,85	686,37	0,38	9,71
Cambridge	50 000	2 250 000	10 215	11,35	290,12	0,18	4,60
Aldershot (Lager)	20 000	1 000 000	4 540	9,50	242,87	0,16	4,08
Rugby	6 000	300 000	1 362	7,40	189,12	0,12	3,06
Altrincham	18 000	800 000	3 632	5,80	148,25	0,08	2,05

ticulièrement intéressants sur les résultats fournis par la précipitation chimique, et par les lits bactériens et sur les frais qu'entraîne l'épuration dans les grandes villes. Nous reproduisons ici ces tableaux.

VIII — NOUVEAUX DISPOSITIFS POUR LA PURIFICATION DES EAUX RÉSIDUAIRES DES PEIGNAGES DE LAINES, DES TEINTURERIES, ETC...

(D'après Gesundheits Ingenieur, n° 38, p. 640, 1909).

1° *Séparation des graisses des eaux résiduaires de peignages de laines* (West Riding Rivers Board Report. Nov. 1908. H. Maclean Wilson).

Une usine de peignage de laines, située sur la rivière Aire en Angleterre, obtient d'excellents résultats pour l'épuration de ses eaux résiduaires par la méthode suivante : Les eaux de lavage des laines, dont le volume atteint 81,7 mètres cubes par semaine passent d'abord dans un bassin de décantation à six chambres, de 7 m^3 26 de capacité et de 30 centimètres de profondeur. Les eaux qui sortent de ce bassin se rendent dans un réservoir collecteur de 50 mètres cubes, d'où elles sont envoyées par une pompe dans des bassins en bois où se fait la séparation des graisses. Ces bassins, au nombre de quatre, contiennent chacun 29 m^3 5 ; l'eau y est additionnée de 218 litres d'acide sulfurique par bassin. Après agitation, on laisse déposer 24 heures, puis on décante l'eau claire qui surnage pour l'envoyer sur les filtres. Ces filtres sont à deux étages ; il y en a deux de premier contact, ayant chacun 8 m. 5 × 5 m. 8, et un filtre de second contact de 6 m. × 7 m. 6. Ces filtres ont 76 centimètres de profondeur, et ils sont formés de cendres et de briques en morceaux avec une couche superficielle de sciure. Les filtres de premier contact se trouvent colmatés au bout d'un mois ; on renouvelle alors la couche superficielle. L'effluent du filtre de second contact est envoyé à la rivière.

Quant aux boues précipitées dans les bassins par le traitement à l'acide sulfurique, elles sont évacuées sur trois filtres à boues, dont deux mesurent 5 m. 2 sur 7 m. 5, et le troisième 5 m. 9 sur 10 m. 4. Leur profondeur est de 30 cm., leur composition est la même que celle des filtres à eau. On laisse la boue se dessécher plusieurs jours sur ces filtres, afin de pouvoir la presser ensuite à la main dans des presses chauffées à la vapeur. On traite ainsi chaque semaine 4,5 tonnes de boues. Les graisses exprimées sont séparées des eaux acides dans de petits bassins de décantation ; les graisses sont alors purifiées, tandis que les eaux acides rentrent dans le réservoir collecteur.

Cette installation a coûté près de 14000 francs, et son fonctionnement entraîne une dépense d'environ 600 francs par an. L'exploitation en est confiée à un entrepreneur qui paie chaque année 2000 francs et fait encore à ce prix une excellente affaire.

2° *Séparation des graisses des eaux résiduaires de la fabrique Hopton à Mirfield* (Report upon purification works at Hopton Mills, Mirfield, octobre 1908. H. Maclean Wilson).

Cette installation, qui fonctionne depuis deux ans, livre des effluents irréprochables et rapporte au moins 1200 francs par an par la récupération du savon employé dans la fabrication. Les eaux passent d'abord dans un double bassin de décantation, puis se rendent dans les séparateurs de graisses. Comme à Aire, les eaux décantées sont envoyées sur les filtres à eau, les boues sur les filtres à boues. On a adjoint aux bassins de décantation deux filtres à boues pour traiter à part les premiers dépôts avant la précipitation par l'acide sulfurique. L'agitation dans les séparateurs de graisses se fait au moyen de l'air comprimé, ce qui permet un mélange plus rapide et plus complet. Les filtres à boues ont 60 centimètres de profondeur et sont formés de scories recouvertes d'une couche de sciure de bois. Les filtres à eau ont une profondeur de 76 centimètres et sont formés de briques en morceaux de 12 à 50 millimètres; à la surface se trouve une couche plus fine formée de morceaux de 3 à 6 millimètres. Les boues desséchées sur les filtres à boues sont pressées dans les presses chauffées à la vapeur, et les tourteaux se vendent encore 7 fr. 50 la tonne après séparation des graisses.

IX. — BRADFORD

ÉPURATION DES EAUX RÉSIDUAIRES A BRADFORD. — EXTRACTION DES GRAISSES PROVENANT DES PEIGNAGES DE LAINES

La ville de *Bradford*, en Angleterre, comme *Roubaix* en France, concentre à peu près toute l'industrie du peignage des laines. Elle possède en outre un très grand nombre de teintureries, de blanchisseries, de tanneries, de brasseries et elle groupe une population de près de 300000 habitants qui s'accroît rapidement. Aussi la solution du problème de l'épuration des eaux résiduaires y était-elle particulièrement difficile, d'autant plus que la configuration du sol mamelonné et accidenté se prêtait fort mal à la construction d'égouts collecteurs suffisamment vastes pour diriger vers une station unique d'épuration le volume de 135 000 mètres cubes pouvant s'élever à 800 000 mètres cubes par jour en temps de fortes pluies, qu'il s'agissait de traiter.

Le développement progressif de la ville nécessita l'aménagement successif de dix stations d'importance inégale pour l'épuration des eaux résiduaires provenant des différents quartiers. Ces dix stations vont prochainement disparaître et seront remplacées par une station centrale unique, située à Esholt, dans un domaine de 750 hectares.

Le grand intérêt des expériences poursuivies depuis l'année 1900 à *Bradford* en vue de l'extraction des graisses provenant des usines de peignage de laines, et l'urgente nécessité pour les villes françaises de Roubaix et Tourcoing de résoudre le même problème, nous ont déterminé à aller étudier sur place, au cours de cette année 1909, les résultats actuellement obtenus. C'est le résumé de cette étude que nous rapportons ici.

Qu'il nous soit permis tout d'abord d'exprimer nos vifs remerciements à M. l'ingénieur *J. Garfield*, qui a bien voulu nous documenter avec la plus extrême bienveillance.

Les premiers essais d'épuration furent tentés en 1873 au moyen de la filtration intermittente sur la tourbe. Ils furent tellement mauvais qu'on dut bientôt y renoncer. En 1875 on recourut à la clarification par la chaux, suivie de filtration, mais cette méthode fut également reconnue inapplicable parce qu'il n'était pas possible de tirer parti des graisses précipitées à l'état de savons calcaires et parce que l'eau traitée n'était pas épurable en raison de son alcalinisation élevée.

Depuis 1900, de multiples expériences ont permis de préciser les conditions d'une épuration satisfaisante. Elles ont été poursuivies simultanément à *North Bierley* et à *Heaton* pour ce qui concerne le traitement biologique, et à *Frizinghall* pour le traitement chimique.

Le volume des eaux résiduaires industrielles représente à *Bradford* un *huitième* du volume total des eaux d'égout. Mais il convient de remarquer que les usines reliées aux canalisations de la ville sont tenues de faire subir à leurs eaux une épuration préalable qui consiste en général en une précipitation chimique suivie de filtration. La décantation simple n'est tolérée que moyennant le paiement d'une *taxe supplémentaire*. Tandis que la taxe normale pour les eaux-vannes ménagères est de 4 *centimes* 6 *par mètre cube*, elle s'élève à 9 *centimes* 2 pour les teintureries ou blanchisseries, et à 18 *centimes* 5 pour les peignages. Chaque usine est pourvue d'un compteur spécial pour la détermination de cette taxe.

* * *

La station réservée au traitement chimique, à *Frizinghall*, reçoit en moyenne, par jour et par temps sec, 55 000 mètres cubes. L'eau traverse d'abord un long bassin de décantation de 1200 mètres

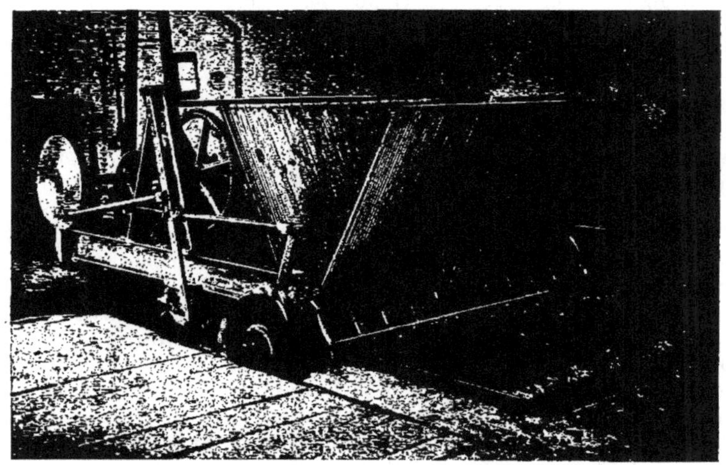

Fig. 5. — Grilles mobiles de J. Garfield, à Bradford, pour la séparation des déchets de laine des eaux d'égout.

cubes de capacité, destiné à retenir les grosses matières lourdes

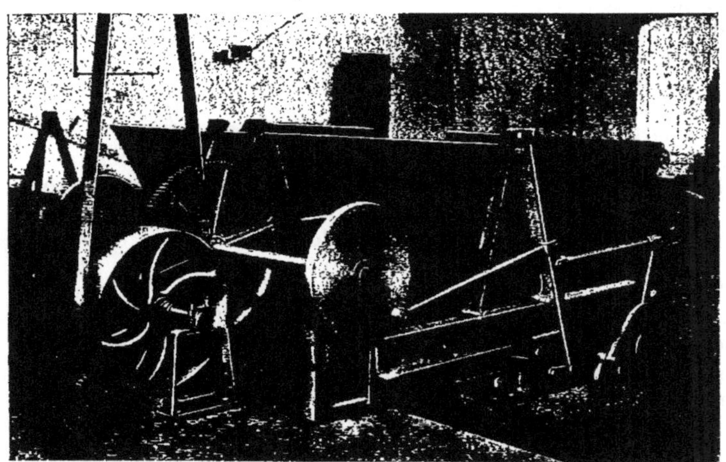

Fig. 6. — Grilles mobiles de J. Garfield, à Bradford, pour la séparation des déchets de laine des eaux d'égout.

(environ 10 mètres cubes par jour). Elle franchit ensuite une grille à râteaux mobiles tournants, d'un système fort ingénieux dont l'invention est due à M. J. Garfield (*fig.* 5 et 6), et elle se rend dans un canal ouvert où elle est additionnée d'acide sulfurique dans la proportion de 400 kilogrammes d'acide pour 1000 mètres cubes. L'acide est contenu dans un vaste réservoir doublé de plomb. On en consomme chaque jour environ 22 tonnes.

L'eau s'écoule alors par de larges déversoirs en nappe mince dans une série successive de 18 bassins de décantation rectangulaires de 2 mètres de profondeur et qui ont ensemble une capacité de 20 400 mètres cubes, soit un peu plus du tiers du volume journalier à traiter. L'écoulement d'un bassin à l'autre est continu, mais chaque bassin peut être isolé alternativement pour permettre la vidange des boues.

La couche de graisse qui se dépose sur les murs et sur les parois des canaux les empêche d'être attaqués par l'acide sulfurique.

Dans la série successive des bassins, l'eau abandonne 50 pour 100 de ses matières en suspension et le liquide décanté est évacué à la rivière.

Chaque bassin reste en service continu pendant 6 à 12 semaines. Le volume des boues retenues s'élève en moyenne à 1000 tonnes par semaine, mais il s'en dépose parfois jusqu'à 400 tonnes par jour (à 80 pour 100 d'eau).

Ces boues renferment, par mètre cube, environ 400 grammes de graisse que l'on extrait par le procédé suivant :

La masse semi-liquide, à 80 pour 100 d'eau, est évacuée par gravitation dans un puisard métallique de 30 mètres cubes de capacité, d'où elle est refoulée par l'air comprimé dans deux réservoirs, chauffée par barbottage de vapeur jusqu'à la température de 100 degrés, et additionnée de nouveau d'acide sulfurique. Elle est alors répartie, sous pression de vapeur, entre 4 récipients métalliques clos, de 5 mètres cubes de capacité chacun, qui alimentent alternativement différents groupes de filtres-pressés de Manlove, Alliot et Cie.

L'installation de ces filtres-presses de très grandes dimensions est vraiment impressionnante. Ils se trouvent répartis au nombre de 32 dans deux vastes bâtiments parallèles. Chaque presse est formée de 45 chambres de 0 m. 90 cent. × 0 m. 90 pouvant retenir 1260 kilogrammes de tourteaux. Les presses fonctionnent sous pression de 4 atmosphères de vapeur. Grâce à cette pression, à la haute température et à l'addition préalable d'acide sulfurique, la graisse mélangée à 80 pour 100 d'eau chaude est expulsée par les robinets des chambres et évacuée par des canalisations dans des bassins où l'eau se sépare, tandis que les graisses s'accumulent à la surface. Elles sont ensuite distribuées entre dix réservoirs où on les lave à la vapeur pour les purifier. Elles ont l'aspect d'un liquide sirupeux brun, renfermant 70 pour 100 de matières saponifiables. On les entonne dans des fûts et on les expédie en cet état brut, principalement en Amérique. On en produit ainsi 10 tonnes par jour. Leur prix de vente varie beaucoup, suivant les cours, et les recettes effectuées de ce chef sont en moyenne de 140 à 150 000 francs par an. Celles-ci couvrent la moitié des frais d'achat d'acide sulfurique, lesquels s'élèvent à 300 000 francs par an ou environ 2 centimes par mètre cube d'eau (1 franc par habitant).

Une partie des tourteaux qui sortent des presses est soumise à la distillation dans un appareil construit spécialement à cet effet sur les plans de M. *J. Garfield*. Les vapeurs qui s'en échappent, après séparation des acides gras condensés, sont envoyées à l'usine à gaz voisine et traitées pour en extraire l'ammoniaque. Le résidu solide, pulvérulent, est vendu comme engrais au prix de 7 fr. 50 la tonne, sur wagon, et expédié pour une bonne part en France où on le recherche comme amendement des terres à vignobles dans les Charentes.

Le reste des tourteaux non distillés contient encore 15 à 25 pour 100 de graisses. On le mélange avec du charbon dans la proportion de 7 parties de tourteaux pour 1 partie de charbon et on le brûle sur les grilles des chaudières. On économise ainsi environ pour 25 000 francs de combustible par an.

Les frais d'installation de l'usine de *Frizinghall* se sont élevés à 7 millions de francs, y compris la construction des bassins, celle des bâtiments, les presses et les machines.

Le personnel ouvrier se compose de :

3 équipes, chacune de 4 hommes, travaillant 8 heures par jour pour les bassins;

1 équipe de 2 hommes pour les machines;

1 équipe de 2 hommes pour le traitement des boues et des graisses;

5 hommes pour les manipulations diverses;

1 surveillant général;

Soit en tout 23 hommes.

*
* *

Avant d'adopter définitivement la méthode de travail qui précède, dont les résultats sont très satisfaisants, on a expérimenté à *Frizinghall* tous les procédés proposés jusqu'alors pour l'extraction des graisses des eaux résiduaires de peignages de laines. C'est ainsi que l'on a étudié successivement le système *Delattre* qui avait été proposé en France pour l'usine de *Grimonpont*, à Roubaix, le système *Vial* essayé en Belgique, le procédé *Spence* et enfin celui de *Cassel* (Allemagne). Ces deux derniers sont peu connus en France : nous croyons donc utile de les décrire brièvement.

Le procédé *Spence*, imaginé par MM. *Spence*, de Manchester, consiste à traiter les eaux résiduaires par un mélange de sulfate ferrique et d'acide sulfurique, en proportion telle que l'alcalinité du liquide soit complètement neutralisée : les graisses se trouvent alors précipitées avec la majeure partie des matières organiques. Les boues sont recueillies dans des bassins de décantation. On y ajoute une quantité suffisante d'acide sulfurique pour mettre les acides gras en liberté, on les chauffe jusqu'à la température d'ébullition et on les passe aux filtres-presses. Les tourteaux sont ensuite séchés, puis traités par l'éther de pétrole ou la benzine, dans un appareil percolateur spécial, pour dissoudre et entraîner les graisses. Le dissolvant est récupéré pour servir de nouveau et les graisses séparées par distillation dans un courant de vapeur surchauffée.

Finalement, le résidu solide retient l'acide phosphorique et la matière organique. On le dessèche à fond pour le débarrasser des traces de benzine ou d'éther de pétrole dont il reste imprégné, et on le vend comme engrais.

A *Cassel*, ville de 100 000 habitants de la Prusse rhénane, le volume d'eaux résiduaires traité est d'environ 11 985 mètres cubes par jour. Après décantation dans des bassins dont la capacité totale est de 2275 mètres cubes, sans addition de réactifs chimiques, on obtient des boues (à 90 pour 100 d'eau environ) dont le volume s'élève de 300 à 450 tonnes par semaine. Ces boues sont envoyées dans de vastes filtres-presses après avoir été additionnées d'acide sulfurique et chauffées à 100° par un courant de vapeur. Leur passage aux filtres-presses est extrêmement difficile et lent. Il exige près de 12 heures pour chaque appareil. Et pourtant elles ne contiennent qu'une très faible proportion de graisses, car les eaux résiduaires industrielles de *Cassel* proviennent surtout d'usines métallurgiques.

Les tourteaux sont traités dans un « désintégrateur » qui les pulvérise, puis dans un « exsiccateur » à vapeur, constitué par deux cylindres concentriques tournant l'un dans l'autre, et qui sont chauffés. Le résidu solide sortant de cet appareil contient 15 pour 100 d'eau et 15 pour 100 de graisse. On le charge alors dans un « extracteur » cylindrique vertical qui peut contenir 10 tonnes à la fois et dans lequel on fait couler du benzol. Celui-ci filtre à travers la masse, entraînant les graisses. On le distille ensuite pour le récupérer. On répète l'opération trois fois et on en retire finalement environ 800 kilogr. de graisse brute pour 10 tonnes de tourteaux secs, avec une dépense de 6000 litres de benzol et une perte de 1 pour 100 de ce dissolvant.

La poudrette sèche et dégraissée qu'on obtient ainsi contient 3 pour 100 d'azote. On la vend comme engrais.

La graisse brute, de couleur noire, passe dans un « séparateur » qui enlève l'eau et elle est ensuite distillée dans le vide, dans un alambic à feu nu. Sept tonnes de graisse brute produisent 5 tonnes d'acides gras distillés et 1 tonne de goudron; il s'en sépare 1 tonne d'eau et une petite quantité de gaz qui est brûlé sous les chaudières. La distillation d'une tonne de graisse coûte de 9 à 12 francs.

La nouvelle station d'épuration *chimique* et *biologique* que construit la ville de *Bradford* à *Esholt*, pour remplacer les dix petites stations qui existent actuellement, permettra de traiter 135 000 mètres cubes d'eaux d'égout par jour en marche normale et de recevoir jusqu'à 800 000 mètres cubes par temps d'orage. On y consommera annuellement 9000 tonnes d'acide sulfurique qui seront fabriquées sur place dans une usine spéciale.

L'eau traversera d'abord deux bassins de rétention de 4500 mètres cubes de capacité pour les sables et corps lourds, puis une chambre à grilles. Les matières ainsi séparées seront enlevées par des dragues montées sur grues mobiles.

Un aqueduc de 640 mètres de long recevra ensuite le mélange d'eau et d'acide sulfurique et aboutira aux bassins de décantation. Ceux-ci occupent une surface de 5 hectares 500 et sont disposés en deux étages : le premier compte 20 bassins d'une contenance totale de 58 500 mètres cubes, le second également 20 bassins d'une contenance totale de 70 000 mètres cubes. Après séparation des boues, le liquide clarifié se rend par un canal aux lits bactériens percolateurs.

L'installation d'épuration biologique comprend 60 lits percolateurs de 4000 mètres carrés de surface chacun, sur deux étages. Le matériel filtrant choisi est le charbon. La distribution s'effectuera par becs pulvérisateurs.

On a réservé 120 hectares pour traiter par irrigation directe sur le sol l'effluent des bassins de décantation pour le cas où, en temps d'orage, les lits percolateurs ne suffiraient pas à l'épurer en totalité.

Les bâtiments dont la construction est en train ou prévue sont : la fabrique d'acide sulfurique, la salle des chaudières et des machines, le hall des presses, qui seront au nombre de 64, les magasins à graisses avec 16 réservoirs de purification, un atelier, une salle à manger pour les ouvriers, une maison d'habitation et un laboratoire.

	Francs.
Achat du terrain	7 625 000
Canalisations et stations de pompes jusqu'à l'usine	4 918 000
Fabrique d'acide sulfurique	451 000
Bassin de décantation et aqueducs dans la station	4 452 000
Lits percolateurs avec matériaux et dispositifs de répartition	10 599 000
Aménagement et drainage du champ d'épandage (lit d'orage, etc.)	2 205 000
Bâtiments	406 000
Machines	500 000
Raccordement au chemin de fer	75 000
Déplacement d'un canal	30 000
Direction des travaux, projets, etc.	308 000
Total	31 569 000

Ce chiffre correspond à une dépense de première installation de 106 francs par habitant.

∴

Pour réduire autant que possible les frais énormes résultant de l'épuration des eaux résiduaires de peignages de laines et d'autres industries, mélangées aux eaux-vannes, la ville de Bradford a adopté et impose désormais à tous les industriels le contrat dont voici le texte :

Contrat passé entre la ville de Bradford et les industriels.

1° Aucun canal destiné à recevoir les eaux résiduaires industrielles ne peut être établi sans l'autorisation préalable de la direction des travaux de la ville; il ne peut être installé avant que les dispositifs d'épuration des eaux soient terminés et déclarés satisfaisants par la direction des travaux municipaux.

2° et 3° Un canal qui reçoit les eaux résiduaires industrielles ne peut en aucun cas être utilisé pour les eaux ménagères, et inversement; il ne doit y avoir aucune communication, dans l'usine, entre les canalisations d'eaux résiduaires industrielles et d'eaux résiduaires ménagères.

4° L'industriel s'engage à établir, avant la jonction de son canal avec les égouts publics, des fosses de filtration et des réservoirs suffisants pour retenir toutes les matières en suspension de ses eaux résiduaires; il doit établir également des bassins et autres dispositifs de clarification et d'épuration de ces eaux. L'acceptation de ces dispositifs d'épuration par la direction des travaux municipaux doit être faite par écrit : ils doivent être maintenus en bon état et fonctionner régulièrement. Si, par la suite, la ville juge que les dispositifs ne donnent plus une purification suffisante, l'industriel doit procéder aux changements et agrandissements nécessaires, jusqu'à ce que la ville se déclare, par écrit, satisfaite.

5° L'industriel s'engage à n'utiliser les canalisations de ses eaux résiduaires dans aucun autre but que pour évacuer les effluents de sa propre fabrique.

6° L'industriel doit veiller à faire passer tous les effluents des diverses parties de son usine dans les dispositifs de clarification et d'épuration avant de les évacuer dans les canaux publics.

7° L'industriel s'engage à disposer un orifice de contrôle sur son canal d'évacuation, pour que la ville puisse, nuit et jour, s'assurer de l'état des eaux et prélever des échantillons.

8° L'industriel doit permettre aux agents de la ville et de la direction des travaux municipaux de pénétrer dans son usine pour qu'ils puissent se rendre compte de l'état et du fonctionnement des dispositifs de clarification prévus par ce contrat.

9° L'industriel s'engage à ne laisser s'écouler dans les égouts publics que des eaux qui donnent satisfaction aux exigences de la ville.

10° La ville ne s'engage pas, par ce contrat, à recevoir d'une façon définitive et durable les eaux d'égout industrielles dans ses canaux et à les purifier.

11° Le contrat peut, de part et d'autre et à toute époque, être résilié après un préavis de 3 mois. Le raccordement avec les égouts publics doit être supprimé par l'industriel après cette résiliation.

12° En cas d'infraction par l'industriel à un des articles de ce contrat, ou si la ville juge que les eaux évacuées sont insuffisamment épurées et peuvent entraîner un surcroît de difficultés pour l'épuration de l'ensemble des autres eaux d'égout, la ville peut, par écrit, réclamer la suppression de la jonction de la canalisation avec les égouts publics, dans un délai de sept jours; elle a le droit, dans le cas de retard apporté par l'industriel à cette suppression, de faire pénétrer ses agents dans l'usine et de faire exécuter les travaux de suppression nécessaires, sans être responsable d'aucun dommage causé par cette opération.

*
* *

L'effort magnifique que fait ainsi la ville de Bradford pour réaliser son assainissement définitif sans nuire en aucune manière au développement extraordinairement rapide de ses industries si prospères, mérite d'être admiré et donné en exemple à quelques-unes de nos grandes cités industrielles françaises, particulièrement à celles de Roubaix et Tourcoing. On doit souhaiter qu'elles s'en inspirent!

A titre d'exemples nous donnons ci-après la traduction des contrats établis par quelques villes d'Angleterre avec les industriels pour autoriser ces derniers à déverser leurs eaux résiduaires dans les égouts à certaines conditions analogues à celles imposées par la ville de Bradford.

X. — CONDITIONS D'ÉVACUATION DES EAUX RÉSIDUAIRES INDUSTRIELLES DANS LES ÉGOUTS DE QUELQUES VILLES ANGLAISES

BRIGHOUSE (1)

Conditions dans lesquelles les eaux résiduaires industrielles peuvent être rejetées dans les canaux de la ville. — Février 1902.

1° *Quantité.* — Réduction aussi forte que possible du volume de ces eaux, en les séparant des eaux de condensation et des eaux de pluie.

(1) D'après le rapport du Dr Schiele, Mittheilungen aus der Königlichen Prüfungsanstalt für Wasserversorgung in Berlin. Heft II, p. 847.

2° *Bassins de clarification.* — Deux bassins d'une contenance totale égale à la quantité d'eau évacuée par jour. Chaque bassin doit être muni de râteaux et de dispositifs pour l'écoulement des eaux décantées et des boues. Chaque bassin doit pouvoir travailler isolément ou concurremment avec l'autre, afin qu'on puisse nettoyer sans gêner le fonctionnement.

3° *Filtre à coke.* — Avant d'être évacuées dans les canaux de la ville, toutes les eaux industrielles, sauf celles du lavage des laines, doivent traverser un filtre à coke formé de deux parties dont l'une est parcourue de bas en haut et l'autre de haut en bas.

4° *Eaux de lavage des laines.* — Les graisses doivent être séparées de ces eaux : après un temps suffisant pour la précipitation des graisses, l'évacuation des eaux peut se faire dans les canaux.

(Récemment, on a exigé aussi la séparation des substances insolubles et graisseuses que renferment encore les effluents des bassins de décantation au moyen de filtres placés à la sortie de ces bassins).

5° *Addition de produits chimiques.* — Certaines eaux industrielles, telles que celles qui proviennent de tanneries ou de brasseries, donnent lieu, à cause de leur putrescibilité, à des nuisances dans les canaux quand on leur fait subir à l'usine une simple décantation ; il est alors nécessaire d'ajouter des produits chimiques pour faciliter la séparation des substances insolubles et éviter toute putréfaction.

6° *Température.* — Aucune eau d'égout industrielle ne peut être évacuée dans les canaux de la ville à une température supérieure à 43°.

7° *Moment de l'évacuation des eaux résiduaires industrielles.* — Il ne faut pas évacuer en même temps toutes les eaux industrielles dans les canaux de la ville. Les eaux acides notamment ne doivent pas être évacuées subitement par vidange des réservoirs, et le tuyau de décharge, dans ce but, doit être d'un diamètre assez restreint. Si ces eaux sont évacuées lentement dans les canaux de la ville, l'épuration de l'ensemble des eaux est le plus souvent facilitée au lieu d'être compromise.

8° *Orifice d'examen.* — Cet orifice, qui sert aux prises d'échantillons, doit être placé entre les bassins de décantation et les canaux de la ville et doit être accessible aux agents municipaux à tout instant, ainsi que tous les dispositifs de clarification.

9° *Approbation des plans.* — Avant de commencer aucun travail pour l'épuration des eaux, les plans d'installation doivent être soumis à l'approbation de la ville.

10° En aucun cas les eaux résiduaires industrielles ne peuvent être reçues dans les canaux de la ville si leur degré de purification n'est pas considéré comme suffisant.

En cas de contravention à ces dispositions, la Ville s'opposera à l'évacuation des eaux résiduaires de l'usine jusqu'à ce que celle-ci ait réalisé les obligations qui lui incombent

HALIFAX

Conditions pour l'acceptation des eaux résiduaires industrielles dans les canaux de la ville. — Juillet 1902.

1° Toutes les eaux résiduaires industrielles doivent traverser des bassins de décantation appropriés, dont la construction et la disposition doivent être approuvées par la Ville.

2° Au moyen de ces bassins de décantation ou de tout autre procédé approuvé, les eaux doivent être débarrassées de toutes les substances qui, séparément ou en mélange avec les autres eaux d'égout, peuvent :

a) Nuire aux canaux ou influencer défavorablement les eaux d'égout qui y circulent;

b) Occasionner des désagréments à l'intérieur ou à l'extérieur des canaux;

c) Être dangereuses ou nuisibles à la santé, à l'intérieur ou à l'extérieur des canaux;

d) Rendre notablement plus difficile la purification de l'ensemble des eaux d'égout.

Toutes les eaux de lavage de laines doivent être débarrassées des graisses.

3° Les bassins de décantation doivent être débarrassés de leurs boues aussi souvent qu'il est nécessaire de le faire.

4° L'effluent des bassins de décantation peut seul être envoyé dans les égouts. Le volume maximum journalier d'eau d'égout que l'usine peut envoyer dans les canaux doit être l'objet d'une convention entre la Ville et l'usine. La direction des travaux municipaux détermine ainsi la dimension que doit avoir la canalisation d'évacuation.

5° On doit établir dans l'usine même un réservoir dont la capacité sera au moins égale à la moitié du volume maximum journalier des eaux.

Toutes les eaux résiduaires de l'usine doivent passer par ce réservoir.

6° Un orifice d'examen doit être disposé au-dessus du point de jonction de la canalisation de l'usine avec les canaux de la ville, afin de permettre à la municipalité de faire prélever des échantillons à tout instant.

7° L'usine doit être ouverte en tout temps aux agents de la Ville pour le contrôle de l'état et du fonctionnement des bassins de décantation et des canalisations de décharge.

8° Si les dispositifs de purification préalable ou d'évacuation des eaux ne répondent pas aux conditions ci-dessus, ou s'ils ne donnent que des eaux insuffisamment épurées, la Ville peut réclamer du propriétaire de l'usine des modifications dans la construction ou dans le fonctionnement des dispositifs. Si, dans le délai d'une semaine, la fabrique n'a pas tenu compte de ces réclamations, la Ville a le droit de faire pénétrer ses agents dans l'usine pour y faire exécuter les travaux nécessaires aux frais du propriétaire de l'usine.

9° L'usine devra payer 5 pour 100 des dépenses qui en résultent pour la Ville, pour la conduite du travail, et en cas de retard au delà d'un mois après la présentation du montant des frais, elle devra payer un intérêt annuel de 4 pour 100.

10° Les conditions ci-dessus ne s'appliquent pas à l'écoulement dans les canaux de la ville des eaux superficielles, des eaux de pluie, de fleuves, de canaux navigables.

KEIGHLEY

Conditions d'évacuation des eaux résiduaires industrielles dans les canaux de la ville. — Janvier 1898.

1° Évacuer dans les canaux le moins possible d'eaux résiduaires : supprimer l'évacuation dans ces mêmes canaux des eaux de condensation et des eaux superficielles.

2° Toutes les eaux résiduaires industrielles, sauf celles du lavage des laines, doivent traverser un filtre à coke formé de deux parties dont l'une est parcourue par ces eaux de haut en bas et l'autre de bas en haut.

3° Les eaux de lavage des laines doivent toujours être débarrassées des graisses; ces eaux ne peuvent être évacuées dans les canaux qu'après avoir séjourné un temps suffisant pour permettre le dépôt des graisses, et la décantation doit se faire au moyen de flotteurs (récemment, on a admis également la filtration pour le traitement des eaux débarrassées des graisses).

4° La Ville détermine le moment de la vidange des eaux industrielles, pour éviter qu'elles n'arrivent toutes en même temps dans les canaux.

5° Un orifice d'examen destiné aux prises d'échantillons doit être réservé et être accessible à tout instant aux agents de la Ville, ainsi que les dispositifs de clarification.

6° Les plans de toute installation d'épuration et de toute canalisation d'évacuation doivent être au préalable approuvés par la Ville.

7° Si l'épuration des eaux industrielles ne remplit pas les conditions précédentes, la Ville peut interdire l'évacuation de ces eaux dans les canaux jusqu'à ce que ces conditions soient remplies.

LEEDS

Règlement relatif à l'évacuation des eaux résiduaires.

1° Le volume des eaux doit être réduit au minimum par séparation des eaux de condensation et des eaux superficielles.

2° Un orifice d'examen doit être réservé entre l'usine et les canaux de la ville, avec une excavation pour les prises d'échantillons. Cette excavation doit pouvoir admettre un seau avec son anse et sa chaîne. L'eau doit y entrer après avoir traversé une grille placée sur un des côtés de l'orifice, et dont les barreaux doivent être distants de 2 millimètres, ou un tamis à ouverture de 4 millimètres.

3° Les eaux résiduaires nuisibles, ou qui peuvent provoquer dans les canaux des phénomènes de décomposition, doivent être additionnées de produits désinfectants dont l'emploi sera approuvé au préalable par la Ville.

4° Les tanneries, les usines qui traitent les laines, les teintureries, doivent se munir de dispositifs de clarification destinés à séparer les grosses impuretés en suspension. Ces dispositifs consistent en bassins de dimensions suffisantes pour permettre la décantation. Il suffit, le plus souvent, de donner à ces bassins un volume égal au double de la quantité journalière d'eaux résiduaires évacuées par l'usine, et de faire construire deux bassins égaux, de manière à recevoir pendant une journée les eaux dans l'un des bassins, tandis qu'elles sont abandonnées à la décantation pendant vingt-quatre heures dans l'autre. Quand les eaux sont fortement colorées ou riches en produits chimiques, il est nécessaire de régler leur écoulement et d'éviter une évacuation subite qui pourrait gêner l'épuration de l'ensemble des eaux d'égout de la ville: on doit disposer dans ce cas des bassins qui retiennent la moitié des eaux résiduaires produites dans la journée, et l'évacuation de ces bassins doit être faite régulièrement pendant les vingt-quatre heures de la journée.

5° Les fabriques qui désirent relier leurs canalisations d'évacuation d'eaux résiduaires aux égouts publics doivent soumettre à l'approbation de la Ville les plans et coupes de leurs dispositifs d'épuration. Ces dispositifs doivent être expérimentés et reçus par la Ville quand leur construction est terminée, et le raccordement de l'usine au canal doit être exécuté par la Ville aux frais de l'industriel.

6° En cas de contravention aux dispositions qui précèdent, la

Ville interdit l'évacuation des eaux résiduaires dans ses canaux jusqu'à ce que les conditions voulues soient remplies.

L'autorisation d'évacuer les eaux résiduaires industrielles dans les canaux de la ville suivant les prescriptions ci-dessus ne s'applique pas aux eaux qui peuvent, d'après l'opinion de l'expert de la Ville :

a) Rendre notablement plus difficile l'épuration de l'ensemble des eaux résiduaires;

b) Nuire aux égouts et aux appareils d'épuration :

c) Nuire à l'utilisation agricole en cas d'épandage;

d) Causer des précipitations dans les canaux;

e) Causer par leur refroidissement des précipitations dans les égouts ou provoquer par coagulation la formation d'amas floconneux de matières;

f) Occasionner des inconvénients pour la santé publique, qu'elles soient seules ou mélangées aux autres eaux d'égout de la ville :

g) Répandre des odeurs désagréables dans les canaux;

h) Nuire aux matériaux de construction des canaux.

LIVERSEDGE

Conditions dans lesquelles la ville reçoit les eaux industrielles dans ses canaux. — Avril 1900.

Certaines eaux résiduaires industrielles, envoyées sans épuration préalable dans les égouts de la ville, et mélangées ainsi aux eaux ménagères, rendent leur épuration beaucoup plus difficile et plus coûteuse : cet inconvénient disparait en grande partie quand ces eaux sont soumises à une épuration préalable, avant d'être mélangées avec les eaux ménagères de la ville. Parmi ces eaux résiduaires, les principales sont :

a) Les *eaux de lavage des laines*, et surtout les premières eaux qui servent à ces lavages;

b) Les eaux de peausseries, de tanneries, de pelleteries :

c) Les eaux de fabriques de produits chimiques;

d) Les eaux corrosives des tréfileries et autres industries analogues.

Avant d'évacuer ces eaux dans les égouts publics, les usines ou fabriques doivent donc leur faire subir une épuration préalable en se conformant aux règles suivantes :

Le volume des eaux doit être réduit au minimum par séparation des eaux de condensation et des eaux superficielles.

La construction de bassins de décantation est indispensable; ces bassins doivent avoir un volume égal au double du volume journalier d'eaux résiduaires. Ils doivent être disposés en deux groupes dont l'un est en fonctionnement et l'autre en nettoyage. On doit prévoir des dispositifs pour la décantation des eaux et pour l'enlèvement des boues, ainsi que des filtres ou des presses à boues. Les bassins doivent être construits de manière à faciliter le dépôt des matières en suspension, comme on le fait pour les bassins destinés à recevoir les eaux ménagères.

Dans certaines eaux industrielles, on ne peut séparer toutes les substances en suspension par simple décantation. Les matières floconneuses qui proviennent des usines de lavage des laines occasionnent souvent de grosses difficultés dans l'épuration de l'ensemble des eaux de la ville, et elles ne sont retenues que d'une façon très insuffisante par les grilles employées ordinairement dans les fabriques. Dans certains cas, le passage de ces eaux à travers des fascines de bois mince, dans d'autres cas à travers un tamis en cuivre muni d'une brosse tournante, a été beaucoup plus efficace; dans d'autres fabriques on a utilisé dans ce but les filtres à coke ou à scories. Il importe de remarquer que par ces moyens l'usine peut récupérer beaucoup de matières qui ne sont pas sans valeur, au lieu de les laisser perdre dans les égouts. Les eaux de lavage des laines doivent toujours être débarrassées des graisses; après un temps suffisant pour la précipitation des matières grasses, les eaux peuvent être décantées au moyen de siphons et envoyées dans les canaux après avoir traversé un filtre.

Certaines eaux résiduaires industrielles, très putrescibles, occasionnent des nuisances dans les égouts quand on les traite simplement dans les bassins de décantation. Dans ce cas la précipitation chimique est nécessaire. Telles sont les eaux de tanneries et de brasseries; la précipitation chimique doit se joindre à la décantation des matières en suspension, afin d'éviter toute putréfaction ultérieure dans les canaux.

Les eaux résiduaires chaudes doivent toujours être refroidies avant d'être évacuées dans les canaux.

L'évacuation des eaux des bassins de décantation doit être réglée convenablement, afin d'éviter l'arrivée subite de trop gros volumes d'eaux venant de toutes les usines. Les usines qui produisent des eaux acides, comme les tréfileries, doivent se garder de vider d'un seul coup leurs bassins de décantation et les dimensions du tuyau d'évacuation doivent être calculées en conséquence. Si ces eaux s'écoulent lentement, elles peuvent, en effet, faciliter l'épuration des autres eaux au lieu de la gêner.

Un orifice d'examen, destiné aux prises d'échantillons, doit être à tout instant accessible aux agents de la Ville; ceux-ci ont en outre le droit d'inspecter les dispositifs d'épuration pour se rendre compte si leur travail s'effectue normalement.

Les plans de toute installation d'épuration doivent être au préalable approuvés par la Ville.

En aucun cas, la Ville ne peut admettre l'évacuation des eaux résiduaires industrielles dans ses canaux, si celles-ci sont insuffisamment purifiées. En cas de contravention aux dispositions qui précèdent, la Ville peut interdire le déversement jusqu'à ce que les conditions voulues soient réalisées.

MANCHESTER

Règlement concernant l'évacuation des eaux résiduaires industrielles dans les canaux de la ville.

1° Toutes les eaux résiduaires industrielles doivent, avant d'être évacuées dans les canaux de la ville, traverser des bassins de décantation convenablement agencés et approuvés, au préalable, par l'administration municipale;

2° Au moyen de ces bassins de décantation ou par tout autre moyen reconnu satisfaisant par la Ville, les eaux résiduaires doivent :

a) Ne pas contenir plus de 215 milligrammes par litre de matières en suspension;

b) Etre débarrassées de toutes les substances qui peuvent, seules ou en mélange avec les autres eaux résiduaires de la ville, nuire aux égouts, exercer une influence défavorable sur les eaux d'égout, causer ou provoquer des nuisances à l'intérieur des canaux, ou compromettre la santé publique.

c) Etre débarrassées de toutes les substances dont le déversement dans les canaux est interdit par les dispositions légales actuelles.

3° Les bassins de décantation doivent être vidés en vue de l'enlèvement des boues aussi souvent qu'il est nécessaire.

4° Les effluents qui satisfont aux conditions énumérées à l'article 2 peuvent seuls être déversés dans les canaux publics.

5° Avant de procéder au raccordement des canaux de l'usine avec ceux de la ville, une convention doit intervenir entre l'industriel et la municipalité au sujet du volume maximum d'eaux résiduaires que doit évacuer journellement l'usine. La direction des travaux de la Ville détermine ainsi les dimensions du tuyau de décharge de manière à obtenir pendant les 24 heures un déversement régulier de ce volume maximum.

6° Les réservoirs d'eaux résiduaires placés dans l'usine doivent avoir un volume au moins égal à la moitié du volume journalier maximum. Toutes les eaux résiduaires de l'usine doivent traverser ces bassins avant de se rendre aux canaux publics.

7° Avant le point de jonction de la canalisation de l'usine avec les canaux publics, on doit disposer un orifice de contrôle qui sert à prélever les échantillons et qui doit être accessible à tout instant aux agents de la Ville.

8° Avant de mettre en fonctionnement les dispositifs d'épuration, ceux-ci doivent être inspectés et déclarés satisfaisants par la direction des travaux de la Ville.

9° Les agents de la Ville doivent pouvoir pénétrer à tout instant dans l'usine pour y contrôler l'état et le fonctionnement des dispositifs d'épuration ;

10° Si les dispositifs se trouvent dans un état défectueux, d'après l'avis de la Ville ou de la direction des travaux, si leur fonctionnement est inefficace ou si le travail de la séparation des matières en suspension n'est pas régulièrement conduit, la Ville a le droit, après avoir fixé un délai d'une semaine à l'usine pour entreprendre les travaux nécessaires, de faire mettre en l'état voulu, aux frais de l'industriel, les dispositifs de clarification, ou de les compléter, ou de faire supprimer le raccordement de la canalisation de l'usine avec les égouts publics. La note de frais de la direction des travaux doit être considérée par les deux parties comme obligatoire et sans appel.

11° Pour compenser les frais occasionnés dans ce cas à la Ville, l'usine doit payer 5 pour 100 pour la conduite des travaux, et en cas de retard supérieur à un mois à partir de la remise du montant de la note, il est dû un intérêt annuel de 4 pour 100.

12° Le présent règlement n'est pas applicable aux eaux de pluie et aux eaux superficielles, ni aux eaux dérivées d'un fleuve ou d'un canal lorsqu'elles ne sont pas polluées ou contaminées dans la fabrique.

XI. — NOUVEAUX RÉSULTATS DE L'ÉPURATION BIOLOGIQUE A MANCHESTER.

Le *Rivers Committee* présente chaque année un rapport sur l'épuration des eaux d'égout de la ville de *Manchester*. Dans le dernier rapport pour l'année finissant le 31 mars 1909, nous trouvons la description de l'état actuel des installations d'épuration, ainsi que des tableaux donnant les moyennes des analyses effectuées tant sur l'eau brute que sur l'effluent des fosses septiques des bassins de précipitation ou de décantation et des lits bactériens.

Nous rappellerons que ces installations sont au nombre de trois, que nous décrirons sommairement :

1° *Davyhulme* [1] (la plus importante). — L'eau d'égout traverse des grilles et des fosses pour en séparer les grosses matières flottantes et les corps lourds (sables, graviers, etc.), puis passe dans l'une des douze fosses septiques. Lorsque le débit est supérieur à la normale, une partie des eaux est dirigée vers l'un des quatre

[1] Voir description dans ces *Recherches*, vol. II, p. 114.

bassins de décantation, puis, de là, sur un lit d'orage (il y a 29 lits d'orage). L'effluent des fosses septiques est distribué sur 92 lits

TABLEAU I. — **Lits d'orage.**

	EAU BRUTE	EFFLUENT DES BASSINS	EFFLUENT DES LITS	ÉPURATION %	
				EFFLUENT DES BASSINS	EAU BRUTE
Oxygène absorbé en 4 heures	108,4	73,6	59,5	46	64,0
Oxygène absorbé en 3 minutes :					
avant incubation	»	»	22,5	»	»
après incubation	»	»	26,5	»	»
Ammoniaque	34,9	31,2	29,0	»	»
Azote albuminoïde	10,3	4,8	2,97	41	71,5
Nitrites en ammoniaque	»	»	0,2	»	»
Nitrates —	»	»	1,45	»	»
Putrescibilité	»	»	228/316	»	»

Volume d'eau traité par mètre carré et par jour . . . . 391 litres.
— par mètre cube de scories . . . . . 529 —

bactériens de premier contact, puis, autant que possible, sur des lits bactériens de deuxième contact.

Il a été fait, l'an dernier, des essais avec un lit permettant de

TABLEAU II. — **Lits de premier contact.**

	EAU BRUTE	EFFLUENT DES FOSSES SEPTIQUES	EFFLUENT DES LITS		ÉPURATION %	
			MINIMUM	MAXIMUM	EFFLUENT DES FOSSES	EAU BRUTE
Oxygène absorbé en 4 h.	108,4	87,2	26,9	43,8	46 à 70	59 à 75
Oxygène absorbé en 3 m. :						
avant incubation	»	»	15,2	25,2	»	»
après incubation	»	»	17,0	29,6	»	»
Ammoniaque	34,9	41,6	27,2	34,6	40 à 68	62 à 79
Azote albuminoïde	10,3	6,7	2,15	3,53	»	»
Nitrites en ammoniaque	»	»	traces	0,2	»	»
Nitrates —	»	»	0,8	0,3	»	»
Putrescibilité	»	»	95/156	151/159	»	»
Volume d'eau traité par jour et par m² de surface en litres			671	550		
Volume d'eau traité par jour et par m³ de scories en litres			654	517		

traiter par percolation, soit l'effluent des lits de premier contact, soit même l'excès non traité de l'effluent des fosses septiques. Sur le côté du canal de distribution sont fixés trois compartiments, les deux extrêmes ayant une capacité de 16m³,600 et celui du centre

Tableau III. — **Lits de deuxième contact.**

	1er contact	2e contact	Épuration % 1er contact	Épuration % eau brute
Oxygène absorbé en 4 heures	11,3	13,5	70	88
Oxygène absorbé en 3 minutes :				
avant incubation	25,4	6,6	»	»
après incubation	35,9	5,2	»	»
Ammoniaque	58,3	15,9	»	»
Azote albuminoïde	3,9	1,3	67	88
Nitrites en ammoniaque	0,0	0,2	»	»
Nitrates —	0,3	12,9	»	»
Putrescibilité	161/166	1/2/166	»	»

Volume d'eau traité par jour par m² de surface 490 litres.
— — par m³ de scories. 647 —

14m³,900, dans lesquels le déversement de l'eau à épurer est réglé par des vannes. Dans le fond de chaque compartiment, est placée une valve cylindrique fixée à un appareil construit de telle sorte

Tableau IV. — **Lit secondaire à percolation.**

	Lit de 1er contact	Lit à percolation	Épuration % 1er contact	Épuration % eau brute
Oxygène absorbé en 4 heures	40,3	16,7	58	83
Oxygène absorbé en 3 minutes :				
avant incubation	23,7	9,0	»	»
après incubation	30,7	6,6	»	»
Ammoniaque	37,3	27,1	»	»
Azote albuminoïde	3,14	1,57	50	83
Nitrites en ammoniaque	traces	0,4	»	»
Nitrates —	0,2	6,0	»	»
Putrescibilité	95/101	3 ½/99	»	»

Volume d'eau traité par jour par m² de surface 537 litres.
— — m³ de matériaux 457 —

que le poids de l'eau, à un niveau déterminé, soulève la valve de son siège et la maintient levée, jusqu'à ce que le compartiment soit vidé; la valve retombe alors, en obturant l'orifice de sortie et l'opération recommence. L'eau s'écoule dans des rigoles en bois continuées par des tuyaux en poterie à demi enfoncés dans les scories et posés bout à bout, de façon à la répartir sur toute la surface du lit. Ce lit est composé de la façon suivante, en allant de haut en bas :

Une couche de 225 mm. de scories, de 3 à 6 mm.
Une couche de 375 mm. de scories, de 6 à 25 mm.
Une couche de 300 mm. de granit, de 25 à 50 mm.
Une couche de 375 mm. de granit, de 50 à 150 mm.

Le volume moyen total de l'eau traitée dans toute l'installation de Davyhulme a été de 167 444 m³, soit un minimum de 254 litres et un maximum de 318 litres par habitant. Sur ce volume, environ 92 pour 100 ont été traités, mais l'eau qui a échappé au traitement est toujours passée dans les bassins de décantation.

La somme totale des dépenses nettes a été de 761 432 fr. 50, soit 12 fr. 25 pour 1000 mètres cubes. Sur cette somme, 285 552 fr. 60 ont été employés pour le renouvellement partiel des matériaux des lits de contact.

Nous avons rapporté dans les tableaux qui précèdent les moyennes annuelles des analyses, en transformant les nombres en milligrammes par litre, avec le volume d'eau traité par mètre carré et par jour.

Les lits bactériens de contact sont formés de scories ou mâchefers, et, à l'appui de la constatation que nous avons déjà rapportée que les scories se tassaient et, par suite, s'effritaient assez rapidement, voici des mesures de capacité pour l'eau d'un lit de premier contact :

24 juillet. .	Le lit a été renouvelé		. . . .	44,8 %
4 août. . .	après 25 remplissages		. . . .	41,7 —
28 —	— 91	—	. . . .	38,0 —
31 octobre.	— 285	—	. . . .	32,9 —
25 novemb.	— 356	—	. . . .	31,7 —
2 février. .	— 620	—	. . . .	25,2 —
9 —	— 621	—	après 7 j. d'égouttage	25,2 —
10 —	— 623	—	. . . .	25,2 —

La quantité de boues produite par la décantation des eaux d'orage a été de 4554 kilogrammes pour 1000 mètres cubes d'eau d'égout, boues à 85 pour 100 d'eau.

La quantité de boues extraites des fosses septiques a été de 2886 kilogrammes à 86,8 pour 100 d'eau pour 1000 mètres cubes d'eau d'égout.

2° *Withington* (¹). — Les eaux d'égout sont traitées par décantation, puis par lits bactériens à double contact, et lits d'orage.

Le coût total du traitement de l'eau d'égout s'est élevé à 12 fr. 35 par 1000 mètres cubes.

Pendant cette année, 12 260 tonnes de boue ont été brûlées, mé-

(¹) Voir description de la station dans ces *Recherches*, t. III, p. 222.

langées aux ordures ménagères, et une partie des scories en provenant a été vendue.

Le volume moyen d'eau d'égout traitée par jour a été de de 17 390 mètres cubes, soit 195 litres minimum à 351 litres maximum par habitant.

Nous donnons les résultats d'épuration obtenus pendant l'année 1908-1909 en milligrammes par litre.

TABLEAU V. — **Withington.**

	EAU BRUTE	EFFLUENT DES BASSINS DE DÉCANTATION	LITS BACTÉRIENS		EAUX D'ORAGE		EFFLUENT MOYEN
			1er CONTACT	2e CONTACT	EFFLUENT DES BASSINS DE DÉCANTATION	LIT	
Oxygène absorbé en 4 hr.	47,6	40,7	16,3	8,7	24,6	11 9	9,4
Oxygène absorbé en 5 min.:							
avant incubation	»	»	6,7	3,2	»	5,0	3,9
après incubation	»	»	12,0	3,9	»	9,9	»
Ammoniaque	35,9	35,3	20,5	10,2	25,0	16,3	11,4
Azote albuminoïde	6,0	4,3	1,9	0,9	3,0	1,3	1,0
Nitrites en ammoniaque	»	»	0,3	0,2	»	0,4	0,2
Nitrates —	»	»	2,4	6,6	»	3,0	5,9
Putrescibilité	»	»	11 1/2 / 16	1 / 16	»	8 1/2 / 16	»
Volume traité par m² de surface par jour	»	»	600 lit	»	»	552 lit	»
Volume traité par m³ de scories par jour	»	»	309 lit	»	»	»	»

(*Les lits ont environ 1 mètre de profondeur*).

Épuration effectuée %.

Oxygène absorbé en 4 heures par rapport à l'eau brute	75,6
— — — à l'effluent des bassins	80,2
Azote albuminoïde — — à l'eau brute	76,7
— — — — à l'effluent des bassins	85,3

5° *Moss Side sewage farm.* — Le procédé d'épuration employé à *Moss Side* est le traitement par précipitation chimique suivie de la filtration d'une partie de l'effluent sur 8 hectares 940 mètres carrés de sol drainé.

Le volume à traiter journellement par temps sec est environ 4500 mètres cubes.

De très grands labourages ont été entrepris pour obtenir la meilleure épuration, mais les efforts n'ont pas été couronnés de grand succès, par suite de la mauvaise qualité du sol et de la disposition géographique de la ferme qui est située dans une vallée sujette aux fréquentes inondations. Il est à remarquer que, cette année, une grande partie de l'eau d'égout de Moss Side sera dérivée vers l'installation de Davyhulme, où elle peut être épurée plus facilement et à moins de frais.

Le tableau suivant donne en milligrammes par litre, la moyenne des résultats obtenus.

	Eau brute.	Effluent de précipitation.	Effluent des drains.
Oxygène absorbé en 4 heures.	60,5	55,5	8,7
Azote albuminoïde	6,9	5,45	0,8
Nitrates.	»	»	16,2

Les dépenses, diminuées des recettes (vente de récoltes 5066 fr. 45) se sont élevées, pendant l'année 1908-1909, à la somme de 59 110 fr. 20.

XII. — EXPÉRIENCES DE FILTRATION DES EAUX D'ÉGOUT A DUFFIELD

d'après Sydney Barwise.

(Sanitary Record, 11 et 18 fév. 1909.)

Dans son rapport annuel au *Derbyshire County Council*, M. *Sidney Barwise* expose les résultats de ses expériences sur les lits d'ardoises préconisés par *Dibdin*. Ces lits sont constitués par des bassins peu profonds dans lesquels sont disposées des lames d'ardoises en couches superposées, séparées par des morceaux de la même pierre, de sorte que les lames laissent entre elles des espaces vides. L'eau d'égout brute, après être débarrassée des impuretés grossières dans un bassin de décantation, est admise dans le lit d'ardoise dans lequel elle séjourne pendant 1 heure, puis elle est évacuée. Pendant la période de plein, l'eau abandonne les matières en suspension qui se déposent sur les ardoises. L'aération que subit ensuite le lit pendant la période de vide permet la désintégration partielle et surtout l'oxydation des matières organiques qui perdent presque complètement leurs caractères de putrescibilité. Lorsque les lits fonctionnent depuis un certain temps, les ardoises sont recouvertes d'un riche humus noir dans lequel se trouvent des bactéries, des vers, des larves d'insectes, des crustacés, arachnides, infusoires et protozoaires. Au microscope on aperçoit de courtes colonnes de même diamètre que l'intestin des *Tubifex Rivulorum* qui pullulent dans cet humus. Ce dernier est friable, mais il adhère aux ardoises, enrobé par des filaments de conferves.

L'auteur montre deux avantages principaux de l'emploi de ces lits : 1° Les matières organiques décomposables (en suspension dans l'eau) sont digérées et devenues parfaitement inodores, d'où il résulte que les installations d'épuration peuvent être établies près des habitations.

2° L'enduit de limon retenu par les mailles des cultures de conferves est facilement détaché des ardoises et se brise en morceaux de 10 à 20 centimètres carrés et de 3 millimètres d'épaisseur. Sous cette forme, il se dépose facilement dans un bassin de décantation. Les ardoises, par suite, ne se colmatent pas, car lorsque l'enduit est de suffisante épaisseur il se détache. L'auteur est si convaincu de l'efficacité des lits d'ardoises qu'il n'hésite pas à les recommander pour toutes les installations qui doivent être construites à proximité des habitations.

On peut donc comprendre une telle installation de la façon suivante :

a) Un bassin de dépôt des matières les plus volumineuses en suspension dans l'eau d'égout;

b) Des lits de contact en ardoises, produisant des boues inodores et faciles à traiter, et un effluent déjà aéré;

c) Un bassin de décantation pour séparer les boues qui se détachent des ardoises;

d) Des filtres percolateurs pour oxyder facilement les matières organiques en solution.

Pour la construction des filtres percolateurs, les uns préconisent les gros matériaux (50 à 75 millimètres de diamètre) pour que le liquide y ruisselle à la surface sans former de colonnes liquides entre ces matériaux; les autres recommandent les matériaux fins (3 millimètres). Entre ces deux extrêmes, toutes les dimensions ont été employées. Il est reconnu que l'effluent de lits à gros matériaux contient toujours des quantités plus ou moins grandes de matières en suspension, ce qu'on évite avec les lits à fins matériaux qui, par contre, se colmatent rapidement. Il est certain que les matières solides qui s'échappent ainsi des lits ne sont pas de même nature que celles qui y ont été déversées. Ainsi, d'après *Watson*, le fer et quelques autres substances, solubles lorsque le liquide est distribué sur les lits oxydants, se retrouvent dans l'effluent à l'état de précipités en suspension. Le même ingénieur a, de plus, montré qu'à *Birmingham* l'effluent des lits bactériens contient souvent plus de matières en suspension que l'effluent des fosses septiques qui y est traité. Même à l'œil nu, les matières solides qui s'échappent des lits bactériens sont tout à fait différentes de celles contenues dans les fosses septiques. Leur couleur est différente, et si on les agite, elles se déposent en quelques minutes, tandis que les matières en suspension dans l'effluent des fosses septiques sont comme émulsionnées et ne se déposent qu'après un temps très long. En fait, ces matières ressemblent à celles qui se détachent des lits d'ardoises.

Les expériences rapportées par l'auteur montrent que l'épuration est d'autant meilleure que les matériaux des lits sont plus fins. Ainsi avec un lit de fragments de poteries de 3 à 6 millimètres, sur une hauteur de 0 m. 60, on obtient les mêmes résultats qu'avec un autre lit de fragments de poteries de 57 à 75 millimètres sur 1 m. 80 de hauteur. Comme choix de matériaux, l'auteur recommande le laitier de hauts fourneaux là où on peut l'obtenir à bon compte.

M. *Sydney Barwise* conclut que la solution de la question des boues dans l'épuration des eaux d'égout est facilitée par l'emploi des lits d'ardoises de *Dibdin*, car les boues sont transformées en matières inodores et faciles à traiter. Pour l'oxydation sur filtres bactériens, lorsque ces filtres seront constitués par des matériaux volumineux il y aura lieu de faire subir une décantation à l'eau qui en sort. On peut construire un lit à grains fins de 12 à 25 millimètres sur une hauteur de 1 m. 80, recouvert d'une couche de 75 à 100 millimètres de morceaux de granit de 6 à 12 millimètres, dans le but de retenir les matières en suspension à la surface. Avec un tel lit on obtient un effluent beaucoup mieux épuré et on peut en réduire les dimensions.

XIII. — L'ÉPURATION DES EAUX A BELFAST

Final Report on the scheme of sewage purification for Belfast and its probable effects on the Lough, by E.-A. Letts. Belfast (W. et G. Baird Ltd, 1908). (D'après Gesundheits Ingenieur, 1909, n° 25, p. 424).

L'épuration des eaux de *Belfast* soulève certaines questions extrêmement intéressantes, qui jusqu'ici n'ont pas été envisagées ailleurs. Généralement, on cherche, par l'épuration, à obtenir un effluent incolore, imputrescible, dans lequel les matières organiques azotées ont été transformées en nitrates, et on juge la valeur de l'épuration au taux de nitrates de l'effluent. A *Belfast*, on cherche bien à obtenir un effluent incolore et imputrescible, mais la présence des nitrates est un gros inconvénient, car ils constituent un aliment excellent pour une algue, l'*Ulva latissima*, qui se développe en masses énormes dans l'estuaire du fleuve, et dont les tissus morts viennent couvrir les rives. L'azote ammoniacal est assimilé par cette algue encore mieux que l'azote nitrique.

Il faut donc éviter d'envoyer à la rivière des eaux riches en ammoniaque ou en nitrates. *Letts* a résolu ce problème d'une façon très satisfaisante. Les essais de Letts ont montré d'abord que la meilleure méthode de destruction de l'azote ammoniacal est constitué par la réunion de la fosse septique et des lits percolateurs, mais cette méthode est également celle qui donne le plus de nitrates. Des essais faits avec différentes hauteurs de lits percolateurs et différentes durées de séjour en fosse septique ont montré que la hauteur de 1 m. 70 et le séjour de six heures étaient les plus favorables pour les eaux de Belfast. En mélangeant l'effluent des lits percolateurs avec son volume d'eau sortant de la fosse septique, *Letts* a constaté une dénitrification intense, et le taux de nitrates a été réduit de *près* de 60 pour 100 par traitement dans un lit bactérien de *dénitrification*, le taux de l'ammoniaque étant réduit lui-même de 85 à 90 pour 100. Cette observation a permis à *Letts* de donner la solution suivante pour l'épuration des eaux de Belfast :

1° Purification préalable de l'eau par grilles et fosses à sable;

2° Fosses septiques avec six heures de séjour des eaux dans les fosses;

3° Épuration de l'effluent des fosses septiques par lits percolateurs à sprinklers;

4° Mélange en parties égales de l'effluent des fosses septiques et de l'effluent des lits percolateurs;

5° Traitement de ce mélange en lit bactérien de dénitrification, avec quatre heures de remplissage pour deux heures d'aération.

Les eaux ainsi traitées ont un coefficient d'épuration de 80 à 82 pour 100 et peuvent être évacuées dans le fleuve sans inconvénients.

XIV. — COMMISSION ROYALE ANGLAISE POUR L'ÉTUDE DES PROCÉDÉS DE TRAITEMENT DES EAUX D'ÉGOUT.

6ᵉ rapport (1909).

ÉPURATION DES EAUX RÉSIDUAIRES DES FABRIQUES DE WHISKY ET DES DISTILLERIES DE GRAINES.

Traitement des eaux résiduaires de distillerie de grains.

L'ensemble des eaux résiduaires de distilleries de grains (fabriques de Whisky) comprend :

1° Les eaux de trempage du malt avant le maltage.

Leur composition varie avec le procédé de trempage employé : par écoulement continu ou par stagnation. Dans ce dernier cas, elle est beaucoup plus polluée. Voici sa composition moyenne :

Par litre.	Écoulement continu.	Stagnation.
Azote ammoniacal	0,0015	0,0058
— albuminoïde	0,0045	0,0224
Oxygène absorbé en 4 heures	0,500	0,860
— dissous nécessaire pour l'oxydation complète du liquide, environ . .	2,600	7 à 8,000

2° Les eaux de lavage de l'usine et de tous les appareils, cuves, etc..., ainsi que les eaux d'égouttage des drèches solides après épuisement.

3° Les vinasses, résidus de la distillation, dont la composition est la suivante :

	Par litre.
Azote ammoniacal	0,0382 à 0,1216
— albuminoïde	0,604
— organique total	1,569
Oxygène absorbé du permanganate immédiatement	1,092
— absorbé du permanganate en 4 heures	11,778 à 11,810
Phosphates en anhydride phosphorique	1,980
Oxygène dissous nécessaire pour l'oxydation complète du liquide	45,750

4° Les résidus de la 2e distillation ou rectification. Ces eaux sont peu polluées : elles contiennent une égale proportion de matières fixes et volatiles, environ 150 à 180 milligrammes par litre ; une petite quantité d'acides volatils (acide acétique) et des traces de cuivre.

Volume des eaux résiduaires. — Une distillerie traitant 365 hectol. 500 d'orge par semaine, distillerie moyenne, produit approximativement par semaine :

Eaux de trempage	$56^{m^3},520$
Vinasse	$59^{m^3},020$
Eaux résiduaires de rectification	$18^{m^3},160$
— de lavage	$90^{m^3},800$

Parmi ces liquides on peut considérer que la vinasse est au moins 40 fois plus concentrée qu'une eau d'égout ordinaire et les eaux de trempage par stagnation de 5 à 10 fois. Les eaux de rectification sont au contraire moins concentrées qu'une eau d'égout moyenne.

Les eaux de lavage ont une composition extrêmement variable, mais sont cependant moins polluées que les vinasses.

Épuration. — La plupart des experts consultés par la Commission étaient d'avis qu'on peut épurer ces eaux par irrigation terrienne, mais non par les filtres biologiques.

M. *Hendrick* pense cependant que ces eaux peuvent très bien être épurées par les lits bactériens percolateurs si le liquide est composé de quantités proportionnelles des différentes eaux de la distillerie et s'il est d'abord soumis à une épuration chimique.

Pour les vinasses, M. *Stevenson* pense que le seul traitement pratique est l'évaporation et la torréfaction.

M. *Fullarton* est favorable à la pulvérisation des vinasses dans la cheminée : leur destruction est ainsi totale.

Épuration terrienne. — Plusieurs témoins ont émis l'opinion que, dans des conditions convenables, les vinasses peuvent être épurées d'une manière efficace, et la terre s'en trouve améliorée. C'est surtout pour les prairies que le bénéfice est apparent. Pour que le traitement réussisse, il est essentiel d'avoir une bonne distribution et que les vinasses soient bien décantées. A *Glenlivet* on a trouvé que le dépôt de matières en suspension, principalement constitué par des levures, faisait périr les jeunes pousses d'herbe.

Dans la plupart des cas on a remarqué qu'il est avantageux de chauler la terre de temps en temps.

Destruction par la chaleur. — A *Convalmore* où se pratique l'évaporation, le produit sirupeux est vendu 28 francs la tonne comme engrais.

A *Ben Rinnes*, la vinasse est pulvérisée sous forte pression dans la cheminée dans laquelle les fines gouttelettes sont entraînées, en partie séchées et rejetées au dehors. Le reste vient se coller sur les parois intérieures de la cheminée, et les matières sont détruites lorsque le feu s'y communique, ce qui arrive environ une fois par semaine. Depuis 6 ans la cheminée n'a pas été endommagée de ce fait.

Le procédé de la *Liquid Destructor C°*, employé à *Knockando* et à *Longmorn*, consiste dans l'évaporation des vinasses de la façon suivante : Un certain nombre de plateaux, chauffés en partie par la chaleur perdue des chaudières et en partie par un foyer auxiliaire, sont placés dans le conduit, au bas de la cheminée. Sur ces plateaux on fait couler continuellement la vinasse. La vitesse d'écoulement est réglée de façon que le produit soit séché et carbonisé. Il est ensuite vendu comme engrais.

Observations. — Ces procédés permettent de traiter seulement les vinasses et nécessitent l'emploi d'autres moyens pour le reste des eaux résiduaires. Ils présentent cet inconvénient qu'il se dégage souvent des usines où on les a adoptés des odeurs extrêmement désagréables, perceptibles à 2 ou 3 kilomètres de distance.

Les chaleurs perdues permettent la destruction de 1/3 au plus des vinasses.

Évaporation suivie de torréfaction. — Ce procédé est employé à *Rothes* par 4 distillateurs.

Des réservoirs d'attente la vinasse est refoulée dans une première série de 3 évaporateurs par le vide, arrangés de telle façon qu'une pression réduite graduée permette à la chaleur inutilisée par l'un des évaporateurs de chauffer la vinasse dans l'évaporateur voisin. L'ébullition est produite par la vapeur qui circule dans un grand nombre de tubes placés verticalement dans les évaporateurs. La température d'ébullition atteint 104 degrés dans la première unité. A des intervalles convenables, pratiquement environ chaque demi-heure, le contenu d'un évaporateur est envoyé dans le voisin et ainsi de suite. Le liquide dans la 2e unité bout à 92 degrés, dans la 3e à 86 degrés, dans la 4e à 78 degrés, et dans la cinquième et dernière, où la pression est réduite à environ 75 millimètres de mercure, à 55 degrés. Par un dispositif spécial, on peut évacuer le sirop obtenu sans réduire le vide dans les appareils. Dans la pratique, chaque kilogramme de combustible ramène 22 à 25 kilogrammes de vinasse à 7 pour 100 de son volume initial, ce qui est très économique.

Toutes les parties des appareils en contact avec la vinasse sont en bronze.

Dans la deuxième partie du traitement, le sirop de vinasse ainsi obtenu s'écoule dans des bassines en fer peu profondes, qui doivent traverser un long conduit recevant les produits de combustion des chaudières et d'un foyer auxiliaire. Ces conduits ont environ 27 mètres de long. La température à l'entrée est à peu près de 260 degrés et à la sortie de 120 à 135 degrés. Le fond de chaque bassine est recouvert d'une couche de 25 millimètres de sirop et la vitesse de translation des bassines est calculée pour qu'à la sortie du conduit leur contenu soit charbonné.

La matière est détachée des bassines, puis refroidie et pulvérisée. On la vend facilement comme engrais.

Il faut environ 4 tonnes de combustible pour obtenir une tonne d'engrais marchand, ce qui fait dépendre le prix de l'engrais du cours des combustibles. Même en vendant l'engrais au prix de 118 fr. 75 la tonne, le procédé ne permet pas de couvrir tous les frais de main-d'œuvre, réparations, etc....

Observations. — Bien que l'eau qui s'évapore pendant la concentration de la vinasse soit en quelque sorte de l'eau distillée, on a pu remarquer dans le bassin de décharge la présence de cultures d'algues grises ainsi que dans le tuyau d'amenée. A la fin de l'opération l'ébullition a lieu sous pression très réduite : aussi de fines gouttelettes de sirop peuvent-elles être entraînées, et, comme à ce moment le sirop est le plus concentré, la présence d'un peu de ce sirop dans l'eau évaporée donne un liquide pollué.

Voici la composition des eaux condensées (par litre) :

Azote ammoniacal	0,0003	0,00036
— albuminoïde	0,0005	0.00048
Oxygène absorbé en 4 heures	0,1088	0,4720
— dissous consommé en 7 jours au moins	0,074	"

Il se dégage de l'usine à certains moments des odeurs très désagréables.

Épuration par les lits de contact. — On a employé des séries de 6 ou 7 lits de contact, le liquide passant successivement dans chaque lit d'une seule série.

Quelques expériences ont été effectuées à *Mortlach* pour savoir si, en diluant d'abord l'eau résiduaire avec de l'eau, puis ajoutant de la chaux et laissant décanter, on pouvait obtenir un meilleur effluent. Des taux progressifs de filtration ont été ainsi essayés. Bien qu'on obtienne un pourcentage élevé d'épuration, l'effluent final est putrescible au test d'incubation. Donc les 6 contacts ne sont pas suffisants pour obtenir un effluent très épuré.

Des essais ont été faits pour épurer une eau de trempage très concentrée (traitée d'abord par la chaux et décantée) par 6 contacts successifs. L'épuration a été de 80 pour 100 pour un traitement de 109 litres par mètre carré et par jour.

Épuration par les filtres percolateurs. — Pour les essais de *Coleburn* on a adopté la méthode suivante : Toutes les eaux résiduaires de la distillerie sont mélangées dans la proportion où elles sont produites chaque jour, puis le mélange est dilué avec de l'eau et précipité par un lait de chaux. Le volume final s'élève à 10 fois le volume primitif de vinasse.

Le filtre percolateur a 7 m. 20 de diamètre et 3 m. 60 de profondeur. Il est composé de coke de bonne qualité variant de 25 à 75 millimètres. Il est alimenté par un sprinkler rotatif intermittent. Après un an de fonctionnement on a reconnu utile de le couvrir pour le protéger contre les intempéries. L'effluent passe ensuite au travers d'un filtre mince de sable, de 25 millimètres, reposant sur une couche de gravier de 75 millimètres d'épaisseur.

Les résultats obtenus sont les suivants :

	Milligramme par litre.	
	Avant.	Après.
Azote ammoniacal	4,2	0,3
— albuminoïde	28,8	1,4
— total	66,3	11,3
Oxygène absorbé en 4 heures	711,0	17,5
Azote nitreux	»	0,1
— nitrique	»	6,6
Matières en suspension	160,0	moins de 10,0

Le mélange traité comprenait d'abord :

Vinasse	1 816 litres
Autres eaux résiduaires	4 540 —
Eaux de dilution	11 804 —

ce qui correspondait à 10 litres 9 de vinasses et 27 litres 2 d'autres eaux résiduaires traitées ensemble par mètre carré et par jour. Dans la troisième année (à laquelle correspondent les analyses) le filtre épurait 1 488 litres de vinasses portées par dilution à 18 160 litres par jour.

Les effluents n'étaient pas putrescibles.

Les *qualités bactériologiques* de l'effluent sont d'importance tout à fait secondaire dans le cas d'eaux résiduaires de distilleries. Quoi qu'il en soit, le nombre des germes est remarquablement réduit par la filtration sur lits percolateurs.

Effets de l'effluent sur les saumons. — Les saumons vivent très bien et même prospèrent dans l'effluent non dilué.

Épuration des eaux résiduaires de distilleries de grains. — La plupart de ces distilleries étant établies dans les villes, les eaux résiduaires sont évacuées dans les égouts.

Des analyses comparatives ont montré que la composition de ces eaux était analogue à celles des distilleries de whisky, mais moins concentrées. Il n'y a pas de raison pour qu'on n'obtienne pas les mêmes résultats.

Conditions que doit remplir l'effluent épuré. — Dans les petites rivières poissonneuses où il est indiqué que l'effluent soit très épuré, il doit remplir les conditions suivantes :

1° Ne pas contenir plus de 30 milligrammes par litre de matières en suspension ;

2° N'être pas putrescible après sept jours d'incubation à 30° ;

3° Ne pas absorber, après filtration sur papier, plus de 15 milligrammes par litre d'oxygène dissous ou gazeux en cinq jours.

Conclusions. — 1° On peut pratiquement épurer les eaux résiduaires de distillerie soit par épandage sur le sol, soit par les filtres biologiques.

2° Les filtres percolateurs sont plus efficaces que les lits de contact, et il est utile de diluer les eaux, puis de les traiter par la chaux avant de les déverser sur les filtres.

3° On peut détruire les vinasses par la chaleur et utiliser à cet effet les chaleurs perdues, mais celles-ci ne suffisent que pour la destruction de 1/3 environ des vinasses produites par une usine.

4° On peut évaporer la vinasse, puis incinérer le sirop et produire un engrais dont la valeur marchande actuelle est de 125 francs la tonne. La vente ne couvre pas les frais de l'opération, et cette méthode a l'inconvénient de répandre aux environs de l'usine des mauvaises odeurs.

5° Le coût des différentes méthodes de traitement varie avec les circonstances locales. Lorsqu'on peut trouver des terrains appropriés et à un prix moyen, le traitement par le sol est le plus économique, mais il faut avoir soin d'effectuer un épandage méthodique pour ne pas sursaturer la terre.

En ce qui concerne les procédés artificiels, le traitement par filtres percolateurs est considérablement plus économique que la destruction ou l'évaporation, car ces derniers procédés ne permettent de traiter que la vinasse seule et il faut alors adopter une autre méthode pour épurer le reste des eaux résiduaires.

ALLEMAGNE

XV. — LES CHAMPS D'ÉPANDAGE DE CHARLOTTENBOURG ET LEUR IMPORTANCE ÉCONOMIQUE

D'après Geissler. — Gesundheits Ingenieur, 1909, n° 44, p. 738.

Les eaux envoyées sur les champs d'épandage de *Charlottenbourg* proviennent d'une canalisation installée suivant le système unitaire ; elles comprennent donc à la fois les eaux ménagères, industrielles et météoriques. 85 pour 100 de ces eaux sont envoyées par deux pompes au champ d'épandage de *Carolinenhöhe-Gatow*, le reste est épuré sur les champs d'épandage de la ville de Berlin.

Le champ d'épandage de *Carolinenhöhe-Gatow* est situé à 2 kilomètres de *Spandau* et à 9 kil. 2 de la station de pompes de *Charlottenbourg*. La surface présente des différences d'altitude assez fortes ; sa constitution géologique se rattache au sable diluvien traversé par des bandes argileuses ; ses dimensions atteignent 885 hect. 5, mais 267 hect. 02 seulement sont agencés pour l'épandage, en y comprenant les bassins de décantation et les espaces libres pour la dessiccation des boues ; il reste donc 250 hect. 85 pour l'épandage proprement dit. Les volumes d'eau envoyés par temps sec sur le champ d'épandage atteignent en moyenne 30 000 mètres cubes, mais ce chiffre s'élève à 60 000 mètres cubes au moment des fortes pluies. En 1907, on a traité, dans l'année, 11 170 000 mètres cubes. Le chargement moyen de la surface a été par suite de 44 500 mètres cubes par hectare et par an, soit 122 mètres cubes par hectare et par jour. Ce chiffre est quatre fois plus élevé que celui des champs d'épandage de Berlin, où il n'est que de 35 mètres cubes par hectare et par jour.

Les eaux sont composées en grande partie d'eaux ménagères ;

les eaux industrielles n'y entrent que dans la proportion de 12 à 14 pour 100. Leur composition moyenne est la suivante :

		Mgr. par litre
Matières en suspension	totales	750
	organiques	460
	inorganiques	290
Matières en solution	totales	1 330
	organiques	244
	inorganiques	1 086
Azote	total	60,5
	organique	50,2
	ammoniacal	10,5
Chlore		270
Permanganate absorbé		228

Les canalisations qui amènent les eaux de la station de pompes au champ d'épandage l'atteignent au Nord-Ouest et se ramifient ensuite en canalisations fermées de répartition. Les orifices d'écoulement sont placés aux quatre points élevés, d'où l'eau peut s'écouler par gravitation. L'eau qui sort du tuyau passe d'abord dans une trompette ouverte vers le haut et se rend aux bassins de décantation. Ceux-ci ont une longueur moyenne de 60 mètres, une largeur de 15 à 30 mètres et une profondeur moyenne de 0 m. 45. Leur fond est incliné en sens inverse de la direction du courant. Ils sont simplement creusés dans le sol; leur fond et leurs parois ne sont qu'en faible partie renforcés par du béton. La capacité des bassins de décantation atteint en tout 15 000 mètres cubes, soit la moitié de l'effluent journalier par temps sec; leur fonctionnement est continu et l'eau y circule à une vitesse moyenne de 7 millimètres à la seconde. L'eau y abandonne 74 pour 100 de ses matières en suspension ; il reste donc 26 pour 100 de matières en suspension qui sont envoyées sur les champs. Chaque bassin fonctionne pendant trois ou quatre semaines, jusqu'à ce qu'il soit complètement rempli de boues ; il est alors isolé des autres ; on enlève les boues très liquides et on les envoie, par des fossés ouverts, vers les espaces réservés à leur dessication dans les parties les plus perméables du sol. La boue y est étalée sous une hauteur de 30 à 40 centimètres, et elle y reste jusqu'à ce qu'elle soit devenue solide, ce qui demande de quatre à douze semaines, suivant l'époque de l'année. La teneur en eau des boues tombe ainsi de 90 à 60 pour 100, et la couche n'atteint plus alors que 6 à 8 centimètres. On la recueille et on l'utilise comme engrais. On a ainsi obtenu, en 1907, 15 000 mètres cubes de boues solides, pour 11 170 000 mètres cubes d'eau, soit 0 l. 74 de boues solides par mètre cube d'eau. Il est juste de remarquer que, depuis deux ans, on a supprimé la purification préalable des eaux par tamis, dans les fosses à sable de la station de pompes de Charlottenbourg. Presque toutes les matières en suspension sont donc envoyées aux champs d'épandage, ce qui n'a augmenté que de fort peu les quantités de boues séparées sur les champs, et ce qui a réduit considérablement les frais de traitement de ces boues à la station de pompes.

Les boues desséchées sont enlevées, par les fermiers, des champs d'épandage, qui la vendent environ 50 pfennig le mètre cube, quand ils n'en ont pas besoin pour leur culture. L'administration tire de la surface des espaces réservés à la dessiccation des boues le même fermage que des parcelles irriguées. La surface nécessaire pour les bassins de décantation atteint 5 hect. 4 ; celle des espaces réservés pour la dessication des boues atteint 11 hect. 40, soit en tout 16 hect. 8 ou 6,2 pour 100 de la surface agencée pour l'épandage.

L'eau qui a traversé les bassins de décantation se rend sur les parcelles disposées spécialement pour l'irrigation, au nombre de 750. Ces parcelles, en 1907, ont été irriguées 51 848 fois en 432 564 heures, ce qui représente pour chaque parcelle 69,1 irrigations de 8 h. 34 par an, soit environ une irrigation tous les 5 jours. Les parcelles, tantôt horizontales, tantôt en pente, ont une surface d'environ un quart d'hectare. L'épandage sur les parcelles horizontales se fait au moyen d'un petit fossé horizontal qui entoure la pièce, et dans lequel les eaux s'élèvent et débordent. Pour les parcelles en pente, l'eau arrive à l'angle supérieur et s'écoule suivant la pente. Dans certaines parcelles où l'on cultive des betteraves, des choux, etc., l'arrosage se fait dans des sillons parallèles, à 1 mètre d'espacement.

Le chargement moyen est de 122 mètres cubes par hectare et par jour, mais certaines parties du champ, dont le sol se prête mieux à l'épandage, reçoivent un chargement sensiblement plus fort. Les meilleures parties sont constituées par le sable pur, puis par le sable argileux ; les terrains argileux se prêtent mal à l'épandage. On n'a pas pu constater encore une diminution de la capacité d'absorption du sol pour l'eau, bien que certaines parties du champ d'épandage fonctionnent depuis dix-neuf ans. Il suffit, tous les quatre ou cinq ans, de procéder à un défrichement régulier des parcelles. Dans ces conditions, la durée d'un champ d'épandage semble être indéfinie.

Les parcelles sont munies d'un drainage dont les tuyaux sont éloignés de 10 mètres dans les terrains sableux et de 5 mètres dans les sols moins perméables. La profondeur du drainage atteint toujours au moins 1 m. 55. L'assemblage hermétique des joints des drains était fait, dans les premières années, au moyen d'argile disposée autour des joints. Depuis quelques années, les tuyaux sont assemblés avec de l'argile, mais la partie supérieure du joint est recouverte de tourbe. Après dix-huit ans de fonctionnement, il n'est pas nécessaire de renouveler le drainage. L'eau qui sort des drains coule dans un fossé ouvert et se rend dans l'Havel.

Le chargement de l'eau en hiver n'a, pour ainsi dire, jamais causé de difficultés. Mais il faut avoir soin d'avoir toujours un nombre suffisant de parcelles fraîchement défrichées. L'épandage des prairies d'hiver doit être complètement supprimé pendant les périodes de froid. Il se forme parfois une couche superficielle de glace, mais cette couche devient très faible au bout de deux ou trois jours, car l'eau arrive encore à 4 degrés sur les champs d'épandage, par un froid de — 18 degrés. L'absorption de l'eau par le sol se fait alors normalement sous la couche de glace.

L'effet épurant produit par le champ d'épandage varie naturellement entre certaines limites, suivant le chargement, la concentration de l'eau, etc. En moyenne, l'épuration est cependant toujours supérieure à celle que donnent les procédés biologiques. Les analyses suivantes permettent de se rendre compte du travail des champs d'épandage :

		EAU BRUTE	EAU SORTANT DES BASSINS DE DÉCANTATION	EAU DU FOSSÉ SUD
Couleur		Noire très trouble	Brune. très trouble	Jaunâtre trouble
Odeur		nauséabonde	nauséabonde	terreuse
Réaction		faiblement alcaline	faiblement alcaline	faiblement alcaline
		mgr. par litre	mgr. par litre	mgr. par litre
Matières en suspension	totales	946,0	225,6	50.4
	organiques	710,0	165,6	30,4
	inorganiques	236,0	60,0	20,4
Matières en solution	totales	963,0	928,0	998,0
	organiques	205,0	170,0	275,0
	inorganiques	758,0	758,0	723,0
Azote	total	51,4	55,2	15,7
	organique	49,4	45,2	5,0
	ammoniacal	10,0	10,0	10,7
Chlore		268,0	264,5	195,5
Permanganate absorbé		227,8	221,7	32,0
Acide nitrique		absence	absence	abondance
Acide nitreux		»	»	»

On voit par ces analyses qu'il reste encore dans l'eau de drainage une certaine quantité de matières organiques et inorganiques qui peuvent servir d'aliments aux organismes inférieurs : aussi les fossés sont-ils remplis d'algues et, notamment, de *Sphaerotilus natans* et de *Leptomitus*.

La répartition de l'eau sur le champ d'épandage regarde les gardiens du champ. Ceux-ci ont pour mission d'assurer l'écoulement des eaux suivant les indications du chef de l'épandage et d'entretenir les canalisations et les fossés d'évacuation. Ces gardiens sont au nombre de six, trois pour le jour et trois pour la nuit ; chacun a la surveillance de 89 hectares. Ils sont surveillés par le chef de l'épandage qui est un employé de la ville. Celui-ci est responsable du bon état de la surface des parcelles, de la bonne distribution des eaux ; il doit veiller à ce que les fermiers remplissent bien leurs obligations. L'utilisation agricole des champs d'épandage se fait surtout au moyen des prairies et des betteraves. En 1907, on comptait :

	Hectares.
En prairies	165,15
En betteraves	64,22
En choux et légumes	10,07
En pommes de terre	1,28

Les prairies sont constituées exclusivement par un mélange de *Ray Grass* italien et de *Thimothée*, en proportions de 2 : 1. On y fait 4,5 et même, parfois, 6 récoltes par an ; et on récolte en moyenne 700 quintaux par hectare et par an. Le foin ne peut pas être desséché, à cause de sa très haute teneur en eau, mais sa valeur nutritive est cependant supérieure à celle des foins ordinaires. Quant aux betteraves, elles donnent un rendement très satisfaisant, mais elles sont très aqueuses et leur qualité est inférieure à celle des betteraves qui poussent sur sol ordinaire.

Le champ d'épandage est affermé, aussi bien dans ses parties non agencées pour l'épandage que dans ses parties agencées. Le prix du fermage, pour les parties non disposées pour l'épandage, est de 40 marks par hectare ; il oscille entre 144 et 170 marks et est en moyenne de 149 mk. 20 pour les parties préparées pour l'épandage. La redevance est calculée sur la surface totale, y compris les chemins, fossés de répartition, etc.

La répartition de l'eau ne regarde que l'administration et nullement le fermier, mais on tient compte, évidemment, de l'état des récoltes le plus possible. Le fermier doit maintenir le sol en bon état de culture, au moyen de façons nécessaires. L'entretien et la surveillance des bassins de décantation et des fossés de répartition d'eau, du drainage et des fossés d'évacuation appartient à l'administration.

Le droit de chasse sur les champs d'épandage est affermé pour 1000 marks par an.

L'odeur n'est sensible que dans le voisinage immédiat des bassins de décantation : l'atmosphère n'est complètement viciée par les mauvaises odeurs que très rarement, par les temps de brouillard. Pour protéger le voisinage contre ces odeurs, on a disposé, au Nord et à l'Est, une bordure d'arbres à feuillage, d'une largeur de 50 mètres, qui a coûté, jusqu'ici, 51 700 marks, y compris l'entretien.

Pour garantir des infiltrations les agglomérations voisines et situées plus bas, on a creusé au nord et au sud du champ des fossés collecteurs, ordinairement ouverts, profonds de 6 m. 80 à 9 m. 50. Ces fossés ont coûté très cher à cause de leur profondeur. Ils ont atteint le prix de 790 000 marks, pour la partie nord seule.

Pour l'acquisition du terrain du champ d'épandage, on a traité, en 1880, l'achat de 560 hectares pour 591 086 marks, soit 1600 marks l'hectare environ. En 1905, on a acheté de nouveau 502 hectares pour 1 597 645 marks, soit 3180 marks à l'hectare. Le prix global du terrain s'est élevé à 2 195 231 marks, ce qui correspond à un prix moyen de 2520 marks à l'hectare. Sur ce chiffre, les 267 hectares disposés pour l'épandage reviennent à 690 480 marks.

Les frais d'agencement pour l'épandage ont atteint 571 490 marks, soit 2140 marks par hectare, non compris les frais de canalisations et de répartition qui se sont élevés à 841 900 marks. La préparation du sol pour l'épandage a coûté en tout 1 532 380 marks, pour les 210 000 habitants, soit 7 mk. 29 par tête, non compris les fossés collecteurs d'assèchement dont nous avons parlé plus haut. Les frais d'entretien se montent en moyenne à 54 150 marks, c'est-à-dire à 0,3 pfennig par mètre cube.

Le tableau suivant permet de comparer ces résultats avec ceux qui sont fournis par d'autres champs d'épandage :

Il importe de remarquer que la comparaison des chiffres de ce tableau ne peut avoir qu'une valeur relative. Le chargement par unité de surface, le traitement préalable de l'eau, le rapport entre les parties agencées et les parties non agencées, la nature de l'exploitation, les frais d'agencement et d'achat du terrain sont trop différents pour qu'on puisse leur assigner une valeur moyenne. Certaines installations fonctionnent d'une façon tout à fait spéciale, par exemple celle de Bromberg où le terrain est mis à la disposition d'une société qui en a l'usage agricole à ses risques et périls, celle de Dantzig qui date de 1872, celle de Darmstadt où les deux tiers des champs d'épandage sont constitués par des propriétés privées, celle de Königsberg où l'eau d'égout est prélevée dans les canaux par une société suivant ses besoins, etc. Dans le tableau qui précède, pour obtenir des chiffres comparables on a pris pour le prix d'achat du terrain le prix moyen des parcelles agencées et non agencées. Les frais de construction des canalisations d'adduction ne sont pas compris dans les frais d'agencement, car ils diffèrent trop suivant les conditions locales; de même les frais d'entretien et d'exploitation ne comprennent que ceux qui se rapportent aux personnes occupées sur les champs d'épandage, et non aux personnes de l'administration centrale. L'intérêt annuel est compté à 4 pour 100 pour les frais d'achat et d'agencement, l'amortissement à 1 pour 100 pour les frais d'agencement seuls. On n'a pas compté d'amortissement du prix d'achat, car les terrains ne perdent pas de valeur par l'épandage. La comparaison entre les recettes des

NOM	ANNÉE	NOMBRE DES HABITANTS RATTACHÉS A L'INSTALLATION	GRANDEUR DE LA SURFACE		QUANTITÉ D'EAU PAR TÊTE		QUANTITÉ D'EAU ÉPANDUE PAR AN EN MILLIONS DE MC.	QUANTITÉ D'EAU PAR HECTARE		NOMBRE D'HABITANTS POUR 1 HECTARE	NATURE DU TRAITEMENT PRÉALABLE DES EAUX	PRIX D'ACHAT DE LA SURFACE AGENCÉE	PRIX D'ACHAT RAPPORTÉ A L'HECTARE	PRIX DE LA PRÉPARATION DU SOL	PRIX DE L'AGENCEMENT ET DU DRAINAGE PAR HECTARE
			TOTALE	AGENCÉE POUR L'ÉPANDAGE	PAR JOUR EN LITRES	PAR AN EN MC.		PAR AN	EN 24 HEURES						
								mc.	mc.			marks	marks	marks	marks
Berlin-Falkenberg	1906	575 000	2020	1540	152	48	18,00	11 688	32	245	Aucun	1 065 859	2658	5 382 589	2295
Berlin-Sputendorf	1906	579 700	2076	1151	152	48	18,50	15 256	42	556	»	1 485 595	1514	1 688 585	1495
Braunschweig	1904	156 500	476	401	105	38	5,25	15 400	38	294	»	1 307 000	3259	945 000	2551
Breslau	1907	480 000	1742	985	155	56	26,89	26 695	75	488	»	1 674 100	1720	1 792 400	1820
Charlottenburg	1907	210 000	885	267	156	50	11.17	14 500	122	824	Bassins de décantation	690 480	2520	841 900	1550
Dormund	1905	175 000	825	516	240	88	15,40	27 800	76	340	Aucun	1 105 985	2141	1 454 626	»
Magdeburg	1905	240 700	1074	554	115	42	10,60	19 800	54	450	»	598 080	1120	1 100 116	»
Rixdorf-Wasmannsdorf	1907	205 000	456	264	81,8	50	5,60	21 200	58	776	»	298 848	1152	680 000	1670 *e*
Rixdorf-Boddiensfelde	1909	75 000	552	425	82.2	51	2.20	17 600	48	580	Bassins de décantation	505 090	2440	500 000	2000 *e*
Schöneberg	1908	141 000	625	577	156	57	8.09	21 400	58	574	»	486 550	1290	1 250 000	»

NOM	FRAIS DE PRÉPARATION, D'AGENCEMENT ET DE DRAINAGE		DÉPENSES ANNUELLES D'INTÉRÊTS ET D'AMORTISSEMENT		FRAIS D'EXPLOITATION ET D'ENTRETIEN			DÉPENSES COURANTES TOTALES			PRODUIT DES FERMAGES DE LA PARTIE AGENCÉE PAR AN	OBSERVATIONS
	TOTAUX	PAR TÊTE	TOTALES	PAR TÊTE	EN MARKS PAR AN	EN MARKS PAR TÊTE	EN PFENNIGS PAR MC.	EN MARKS PAR AN	EN MARKS PAR TÊTE	EN PFENNIGS PAR MC.		
	marks	marks	marks	marks								
Berlin-Falkenberg	7 396 278	20,26	559 172	0,90	79 512	0,21	0,4	418 684 *a*	1,41	2,5	»	L'excédent, c'est-à-dire la différence entre les recettes courantes et les dépenses courantes pour toute la surface, sans intérêt ni amortissement a atteint : *a*) 141 588 mk. — *b*) 18 429 mk. — *c*) 15 400 mk. — *d*) 46 777 marks. *c*) Le drainage est disposé à environ 5m d'écartement.
Berlin-Sputendorf	5 474 478	8,56	445 852	0,58	50 677	0,14	0,5	194 529 *b*	0,52	1.4	»	
Braunschweig	2 250 000	16,50	99 450	0,75	»	»	»	» *c*	»	»	»	
Breslau	5 466 200	7,22	156 569	0,52	20 454	0,04	0,1	177 020	0,56	0,7	75 600	
Charlottenburg	1 552 580	7,29	69 744	0,55	54 150	0,16	0,5	105 864	0,49	0,9	59 000	
Dortmund	2 588 611	14,60	116 890	0,66	64 460	0,56	0,4	181 550	1,02	1,1	49 800	
Magdeburg	1 698 496	7,09	78 928	0,52	24 500	0,10	0,2	105 428 *d*	0,45	1,0	»	
Rixdorf-Wasmannsdorf	978 948	4,78	45 952	0,22	17 500	0,08	0,5	65 252	0,51	1,1	40 000	
Rixdorf-Boddensfielde	605 000	8,28	27 200	0,57	»	»	»	»	»	»	»	
Schöneberg	1 756 550	12,51	81 952	0,57	»	»	»	»	»	»	»	

diverses installations est encore plus difficile, ces recettes sont différentes suivant les conditions locales et peuvent ainsi varier beaucoup.

Le tableau qui précède montre que l'installation de Charlottenbourg, malgré les frais très élevés d'achat du terrain (2 520 mk. par hectare) travaille très économiquement, puisque les frais généraux n'atteignent que 0,9 pfennigs au mètre cube. Ce fait vient surtout du traitement préalable des eaux qui, en supprimant une grande partie des dépôts, évite le colmatage et permet un chargement plus fort. Ce chargement atteint 122 mètres cubes à l'hectare par 24 heures au lieu de 32 ou 42 mètres cubes à Berlin.

XVI. — ESSAIS AVEC L'APPAREIL KREMER ET AVEC DIVERS MATÉRIAUX DE CONSTRUCTION DES LITS PERCOLATEURS

D'après Dr J. Vogelsang. — (Mitteilungen aus der Königlichen Prüfungsanstalt fur Wasserversorgung und Abwässerbeseitigung zu Berlin. — Heft 12. 1909, p. 229).

Ces essais ont été faits à la station expérimentale de *Charlottenbourg*. L'eau d'égout amenée par la canalisation de Charlottenbourg, en système unitaire, avait une composition chimique extrêmement variable : la teneur en chlore oscillait entre 188 et 549 milligrammes par litre, la teneur en azote total entre 45 et 125 milligrammes, en azote ammoniacal entre 54 et 106 milligrammes ; en azote organique entre 8 et 53 milligrammes ; le permanganate absorbé variait entre 224 et 572 milligrammes. Cette eau subissait une purification mécanique par l'appareil Kremer, puis s'écoulait au lit percolateur de 8 m. 50 de diamètre et de 5 mètres de hauteur, alimenté par un distributeur rotatif de Fiddian. Ce lit était divisé en six parties égales par des murs bâtis suivant des rayons du cercle, de manière à avoir six lits percolateurs distincts. Le premier était constitué par du charbon de terre en morceaux de la grosseur d'une noix, le deuxième par du charbon de terre en morceaux gros comme le poing, le troisième par du charbon de terre en morceaux gros comme une tête d'enfant, le quatrième par des briques entières, le cinquième par des briques cassées en deux, le sixième par des morceaux de brique de la grosseur d'une noix. Le volume de chaque lit était de 20 mètres cubes, et les matériaux y avaient été simplement déversés sans précautions. Les eaux sortant des lits percolateurs passaient ensuite dans un bassin de décantation.

La quantité d'eau traitée en 10 heures a été de 60 mètres cubes, soit environ 1 mètre cube d'eau pour 2 mètres cubes de matériaux ; et le travail a été soumis, depuis mars 1908, à un contrôle régulier.

Résultats fournis par l'appareil Kremer. — L'appareil employé renfermait 28 m³ 5 d'eau : et on a traité en 10 heures chaque jour 76 mètres cubes, dont 60 mètres cubes étaient envoyés ensuite aux lits percolateurs ; ce chiffre de 76 mètres cubes correspond à un chargement de 2l,1 à la seconde. Tous les jours, les boues déposées au fond de l'appareil étaient évacuées. On a constaté que l'appareil Kremer séparait, dans ces conditions, la plus grande partie des graisses et, en moyenne, 66 pour 100 des matières en suspension. Dans la couche graisseuse superficielle, on a retenu une grande quantité de débris légers (plumes, papier, bois, bouchons) qui représentaient 25 pour 100 de la couche de graisses à l'état sec. Sur 102 jours de fonctionnement, on a recueilli une couche superficielle de 192 kilogr. 15, dont la matière sèche renfermait environ 75 pour 100 de graisses. Les 192 kilogr. 15 contenaient 28 kilogr. 817 de graisses, ce qui correspond à une séparation de 5 gr. 98 de graisses par mètre cube d'eau. Il restait cependant encore une proportion de graisses assez forte, comme l'a montré l'examen de la couche superficielle qui se formait dans les bassins de décantation placés à la suite des lits percolateurs. Les boues de l'appareil Kremer, évacuées dans le décanteur, renfermaient en moyenne 59 pour 100 d'eau : on en a recueilli environ 52 mètres cubes, soit 5l.12 par mètre cube d'eau, renfermant 1 pour 100 de graisses et 0,5 pour 100 d'azote total ; on voit donc d'une façon générale que l'appareil Kremer a donné des résultats très satisfaisants.

Résultats fournis par le distributeur Fiddian. — Le distributeur *Fiddian* a parfaitement fonctionné pendant les dix-huit mois de l'expérience. Le vent n'a eu aucune influence nuisible sur la marche de l'appareil quand on l'alimente avec une quantité d'eau suffisante (60 mètres cubes en 10 heures). Les chutes de neige, quand elles sont fortes, arrêtent la rotation de l'appareil. L'appareil Fiddian n'a dû être nettoyé qu'une seule fois pendant ces dix-huit mois de fonctionnement, et ce nettoyage n'a duré qu'une demi-heure.

Résultats fournis par les lits percolateurs. — Les matériaux qui ont donné les meilleurs résultats pour l'épuration ont été les morceaux de briques et le charbon de terre en morceaux de la grosseur d'une noix, On n'a constaté aucun colmatage avec ces fins matériaux, après dix-huit mois de fonctionnement. Le charbon de terre en morceaux de la grosseur du poing a également donné de bons résultats ; les autres matériaux, briques entières ou cassées en deux, charbon de terre en gros morceaux, n'ont pas toujours donné des résultats satisfaisants. Il est à remarquer que, pendant la nuit, lorsque le travail était arrêté, on a pu constater un abaissement sensible de température, même pendant les grands froids, à l'intérieur des lits constitués par des gros matériaux ; la température des lits formés de matériaux fins s'est, au contraire, souvent élevée, pendant la nuit, de 1 degré à 1 degré et demi.

Le tableau suivant donne une idée des résultats obtenus avec les divers matériaux :

		Diminution % du permanganate absorbé.	Proportion centésimale d'azote enlevé	
			ammoniacal.	organique.
		—	—	—
Charbon de terre en morceaux gros comme des noix	été	57,6	56,6	75,0
	hiver	58,2	25,3	62,5
Charbon de terre en morceaux gros comme le poing	été	51,2	28,3	62,5
	hiver	49,8	2,9	45,7
Charbon de terre en morceaux gros comme la tête d'un enfant	été	42,7	20	56,2
	hiver	42,6	0	50,0
Briques entières	été	41,6	25	56,2
	hiver	38,1	0	41,6
Briques cassées en deux	été	44,4	30	56,2
	hiver	44,0	0	50,0
Briques en morceaux gros comme des noix	été	56,5	71,6	68,7
	hiver	62,3	59,7	79,1

On a cherché à déterminer, en outre, la quantité de boues entraînées par les effluents des divers lits percolateurs ; cette quantité a varié de 3 cm³,2 par litre pour les gros matériaux, à 5 centimètres cubes par litre pour les matériaux fins.

XVII. — PROCÉDÉ GRIMM POUR LA SÉPARATION RAPIDE DES MATIÈRES EN SUSPENSION DANS LES EAUX D'ÉGOUT

(D'après Lubbert. — Gesundheits Ingenieur, 1909, n° 5, p. 80.)

Ce procédé est basé sur ce fait que la forme en entonnoir favorise beaucoup la rapidité du dépôt des matières en suspension. La fosse de décantation de *Grimm* est constituée par une fosse dont le fond est formé par de nombreux entonnoirs placés les uns à côté des autres. Ces entonnoirs sont en tôle émaillée et à angle de 45°; ils sont carrés et ont un mètre de côté. Ils portent au fond un orifice en communication avec un tuyau pour l'évacuation des boues. Tous les tuyaux provenant ainsi des divers entonnoirs se réunissent en une canalisation des boues. La vidange se fait au moyen d'un pont roulant qui peut venir se placer au-dessus de chaque entonnoir; on fait agir l'air comprimé à la surface du liquide : la boue se trouve ainsi évacuée, et, grâce à un dispositif particulier, elle s'écoule entièrement, à l'état concentré, sans qu'il y ait entraînement d'eau. On ne connaît pas encore les résultats pratiques fournis par ce système.

XVII *bis*. — LES DISPOSITIFS DE RÉCOLTE DES BOUES SOUS L'EAU ET LE PROCÉDÉ GRIMM

Le procédé *Grimm* a été soumis récemment à la critique de certains auteurs, tels que *Mierisch* (Gesundheits Ingenieur, 1909, n° 22, p. 366) et *Lubbert* (*Id.*, p. 368, voir ci-dessus).

Mierisch doute d'abord de la possibilité d'appliquer le système aux installations de clarification déjà construites, à cause de la réduction de la section d'écoulement et de l'augmentation de la vitesse de l'eau dans les bassins.

Les systèmes proposés pour la récolte des boues sous l'eau, sans interrompre le fonctionnement des bassins, peuvent se diviser en trois groupes : ceux qui comportent une aspiration des boues, ceux qui comportent une évacuation par compression, et enfin ceux qui comportent une évacuation par gravitation dans des dispositifs situés au-dessous (à ce dernier groupe appartient aussi le système *Grimm*).

Les essais qui ont été faits avec les méthodes qui comportent une aspiration des boues par des pompes ou par le vide ont démontré que, quelques secondes après le début de l'aspiration, il se forme dans la boue un entonnoir dont l'orifice est constitué par le trou d'aspiration, et par lequel l'eau trouble s'engouffre, tandis que la boue reste sur les côtés, et n'est entraînée que peu à peu. On obtient donc par ces méthodes une boue très aqueuse (98 d'eau pour 100 au moins). Il faut, pour obtenir un meilleur résultat, arrêter le fonctionnement du bassin, pomper l'eau qui surnage et aspirer les boues seulement après cette décantation. On a cherché, pour éviter cet inconvénient, à prolonger le tuyau, à l'orifice d'aspiration, en forme d'entonnoir jusque dans le bassin de décantation, mais le même phénomène se produit encore, aussi bien avec la compression qu'avec l'aspiration, et la boue évacuée renferme toujours au moins 96 pour 100 d'eau.

Pour ces raisons, *Mierisch* ne croit pas beaucoup à la possibilité d'obtenir des boues concentrées au moyen de la récolte sous l'eau.

Au sujet du procédé *Grimm*, *Mierisch* ne pense pas que la boue soit à la même hauteur dans tous les tubes de décantation, car le mouvement de l'eau est trop irrégulier dans les bassins. Les boues doivent donc se déposer irrégulièrement dans les divers décanteurs, et, comme plusieurs d'entre eux se trouvent réunis à une canalisation unique, on doit évacuer de l'eau trouble avec certains décanteurs, s'ils ne sont pas tous également remplis. En outre, l'évacuation de l'air après la vidange des boues ne peut que gêner le dépôt. Enfin les tubes peuvent rester pleins d'eau, ce qui rend encore les boues évacuées plus aqueuses.

Lubbert, de son côté, s'est livré à des expériences sur l'influence de la courbure et de l'inclinaison des tubes de vidange sur l'état des boues, et il a constaté qu'il y avait, pour chaque nature de boues, une courbure, la plus favorable. Il fait remarquer, en outre, que, s'il s'écoule un temps trop long pour le remplissage des décanteurs, la boue peut entrer en fermentation, surtout en été : il faut donc avoir soin de ne pas construire les décanteurs trop grands, afin de pouvoir les vider avant que les fermentations ne s'y établissent.

Grimm (Gesundheits Ingenieur, 1909, n° 35, p. 591) répond aux objections de *Mierisch* et de *Lubbert*. D'après *Grimm*, il peut y avoir, dans certains cas, augmentation de la vitesse de l'eau dans les bassins, quand on applique le système aux installations déjà existantes, mais dans des limites restreintes. En outre, dans les installations faites par le système Grimm, il se produit beaucoup moins de courants, de remous, de points stagnants, que dans les autres dispositifs. En réalité, la vitesse de l'eau, après l'installation, peut être souvent inférieure, ou au plus égale, à la vitesse de l'eau avant l'installation.

Pour ce qui concerne la dilution des boues par l'eau restée dans la canalisation de vidange, *Grimm* fait remarquer que, dans les cas les plus défavorables, les boues des décanteurs Grimm sont encore plus pauvres en eau que les boues qui proviennent de tous les autres dispositifs. Quant à la répartition des boues dans les décanteurs, répartition que *Mierisch* juge irrégulière, elle n'a pas, d'après *Grimm*, une importance aussi grande qu'on le croit. Si les tuyaux verticaux placés suivant une même section transversale de l'installation ne se remplissent pas tout à fait également, les différences sont trop faibles pour entraîner des conséquences pratiques sensibles. Quant aux tuyaux, placés suivant une section longitudinale de l'installation, leur remplissage est inégal. Pour éviter cet inconvénient, il suffit de diminuer peu à peu le diamètre des tubes ou de réduire leur longueur.

XVIII. — L'INSTALLATION D'ÉPURATION BIOLOGIQUE DES EAUX DE LA VILLE D'UNNA

(D'après C. Modersohn. — Gesundheits Ingenieur, 1909, n° 4.)

La canalisation d'égouts de la ville d'*Unna* est construite d'après le système séparatif et elle reçoit les eaux d'égout d'environ 11 000 habitants auxquelles viennent se joindre les eaux résiduaires industrielles venant de deux grandes brasseries, de l'abattoir et d'une grande meunerie. Le volume total de ces eaux, très contaminées, oscille entre 1000 et 1200 mètres cubes par jour. Leur épuration s'effectue de la façon suivante :

Les eaux arrivent d'abord dans une fosse à sable en forme d'entonnoir. On peut ainsi enlever aisément, à l'aide d'une petite pompe, les dépôts qui s'y accumulent. Ces dépôts extraits sont placés sur un petit lit bactérien percolateur système Dunbar, de 35 mètres carrés de surface et de 50 centimètres de hauteur, qui sert à en drainer la partie liquide que l'on joint ensuite à l'effluent des fosses septiques. Les dimensions de la fosse à sable sont de 3 m. 40 + 3 m. 40.

L'eau qui sort de cette fosse est envoyée par deux tuyaux dans les deux fosses septiques. Leur contenance, qui était au début de 500 mètres cubes, a été portée en 1905 à plus de 1200 mètres cubes par la construction d'une troisième fosse. Les fosses sont vidées une fois par an, en hiver. Les boues liquides sont évacuées sur un lit à percolation spécial, et sont ensuite vendues à l'agriculture à 1 mk. 50 la voiture.

L'eau qui sort des fosses septiques se rend alors aux lits percolateurs, système *Dunbar*. Ces lits sont au nombre de onze; neuf ont 6 mètres de largeur, 28 mètres de longueur et 1 m. 60 à 1 m. 95 de hauteur; deux ont 9 mètres de largeur, 28 mètres de longueur et 1 m. 40 de hauteur. Les matériaux employés sont les scories; l'eau arrive par une rigole en fer qui se ramifie sur chacun des lits. La distribution à la surface du lit se fait au moyen de simples rigoles de bois. L'eau qui s'écoule des lits bactériens passe dans un bac de décantation, où elle séjourne environ une heure pour y abandonner les particules floconneuses qui ont été entraînées hors des lits, puis elle se rend au canal.

Le personnel comprend un gardien et un aide. Huit lits percolateurs sont ordinairement en fonctionnement pendant le jour et deux pendant la nuit. Chaque lit a ainsi toutes les semaines un repos de trente-six heures, et en outre un repos de jour ou de nuit. La couche superficielle de chaque lit est grattée chaque semaine à environ 15 centimètres de profondeur; elle reste quelques heures en aération, puis elle est égalisée de nouveau au râteau. Les fines particules qui se rassemblent tout à fait à la surface de cette couche sont enlevées, et de temps en temps on renforce un peu la couche filtrante pour la maintenir toujours à la même épaisseur. Le fonctionnement des appareils pendant l'hiver n'a pas laissé à désirer en ayant soin de couvrir les rigoles, l'eau arrivait encore à + 10° par un froid de — 12°.

Les résultats obtenus sont tout à fait satisfaisants au point de vue de l'épuration; l'oxydabilité diminue dans des proportions considérables, qui oscillent entre 50 et 97 pour 100, soit 75 pour 100 en moyenne. Les nitrates sont très abondants; la diminution de l'azote organique varie de 70 à 95 pour 100; celle de l'azote ammoniacal dans les mêmes proportions; celle du carbone organique de 70 à 83 pour 100. L'eau qui sort des lits percolateurs n'est plus putrescible. Depuis cinq ans, les résultats se sont maintenus favorables sans qu'on ait pu constater une diminution dans le degré d'épuration des eaux.

La construction des dispositifs d'épuration a coûté 62 000 marks, soit 5^{mk},65 par tête, ou 56^{mk},5 par mètre cube d'eau d'égout à traiter par jour. L'exploitation et l'entretien reviennent à 2400 marks par an, soit 0^{mk},22 par tête, en tenant compte des recettes provenant de la vente des boues. Les frais d'exploitation, augmentés de 5 pour 100 d'intérêt et d'amortissement des frais d'installation, ne s'élèvent donc qu'à 5500 marks, soit 1^{pf},5 par mètre cube d'eau d'égout ou 0^{mk},50 par tête et par an. Ce chiffre est intéressant à comparer au chiffre correspondant d'autres villes allemandes dont voici les dépenses par mètre cube d'eau d'égout, y compris 5 pour 100 d'intérêt et d'amortissement :

Brieg.	1^{pf},5	Brockau.	11^{pf},9
Homberg.	3^{pf},	Langensalza.	2^{pf},7
Merseburg	1^{pf},6	Mulhein	0^{pf},9
Stargard	2^{pf},5	Wilhelmsburg.	25^{pf},0

RÈGLEMENT POUR LE RACCORDEMENT DES ÉGOUTS A UNNA (WESTPHALIE)

1° Les propriétaires d'immeubles auront le droit d'utiliser les égouts publics dans les conditions indiquées par les règlements de police et de construction des 28 août 1896, 8 janvier 1897 et 15 mai 1900.

2° Les raccordements, soit dans les rues, soit sur les propriétés privées, à condition qu'ils soient pourvus d'une chambre de visite, seront considérés comme faisant partie des égouts publics et seront établis par les autorités locales.

3° Du jour où de tels raccordements, s'ils sont situés dans une voie publique, sont employés, ils font partie du système d'égouts, et il n'est pas nécessaire pour l'autorité locale d'en prendre spécialement la responsabilité.

4° Tout propriétaire de maison d'habitation ou d'usine qui déverse des eaux polluées dans les égouts, soit directement, soit indirectement, que ces eaux soient polluées par les eaux ménagères ou par des eaux résiduaires industrielles, contribuera à la construction, à l'entretien et au nettoyage de ces égouts, et aux frais d'épuration de ces eaux, par le paiement de taxes comme il est dit ci-après.

5° Les contributions pour la partie supérieure de la ville qui est déjà pourvue d'égouts et d'une installation d'épuration des eaux d'égout seront :

A. Pour les eaux résiduaires industrielles, y compris celles des boucheries :

a) Brasseries : 4 pour 100 de la taxe de brassage de l'année précédente ;

b) Autres industries, par mètre cube journalier déversé en moyenne :

I. — Si les eaux sont très polluées : 15 marks par an.

II. — Si les eaux sont propres ou seulement légèrement polluées : 10 marks par an.

On considère comme très polluée une eau résiduaire qui abandonne un dépôt appréciable après un repos d'un quart d'heure, ou si elle ne paraît pas transparente quand elle est placée dans un récipient en verre incolore de 5 centimètres de diamètre et dont les parois n'ont pas plus de 1 millimètre d'épaisseur.

Toutes les autres eaux résiduaires sont regardées comme propres ou seulement légèrement polluées.

La contribution pour les eaux résiduaires très polluées sera, au minimum, de 15 marks, et, pour les eaux propres ou peu polluées, de 10 marks, et augmentera par 5 marks, jusqu'au maximum de 3000 marks.

B. — Pour les eaux domestiques la contribution sera calculée, suivant la valeur de la taxe de propriété : Si la taxe n'excède pas 6 marks, elle sera 6 marks.

Pour les taxes de	6 à 10	marks	contribution	de 10	marks.
—	10 à 15	—	—	15	—
—	15 à 20	—	—	20	—
—	20 à 30	—	—	24	—
—	30 à 40	—	—	27	—
—	40 à 50	—	—	31	—
—	50 à 60	—	—	35	—
—	60 à 70	—	—	42	—
—	70 et au-dessus		—	50	—

Dans le cas d'hôtels et institutions similaires, la contribution sera de 50 pour 100 au-dessus du tarif ci-dessus.

Dans le cas de propriétés dans lesquelles une salle sert pour banquets, etc., la contribution sera de 25 pour 100 au-dessus du tarif ci-dessus.

Pour les propriétés habitées par plus de quatre familles ou plus de vingt-cinq personnes, il y aura une contribution supplémentaire de 4 marks par famille pour chaque famille au-dessus de quatre.

Si les maisons servent à l'industrie et pour l'habitation, les contributions seront payées suivant les deux sections A et B.

C. — Pour les établissements qui sont compris dans le paragraphe B, mais qui ne sont pas soumis à la taxe de propriété, les contributions suivantes seront payées :

1°	Les 3 maisons du clergé évangélique, chacune . .	24 marks.
2°	Le presbytère et l'aumônerie catholique, chacun .	24 —
3°	L'école évangélique Schalstrasse	33 —
4°	L'école évangélique Nordring, l'école catholique Kleine Bahnhofstrasse et l'école secondaire. . .	51 —
5°	L'école secondaire pour filles	27 —
6°	Le Palais de Justice.	42 —
7°	L'Hôtel de Ville	42 —

Pour les parties de la ville, pour lesquelles le traitement complet des eaux d'égout n'a pas encore été établi, les contributions seront, dans tous les cas, la moitié de celles énumérées plus haut.

Dans le cas où il est temporairement impossible d'utiliser les égouts, l'autorité locale ne sera pas tenue de payer une indemnité pour le dommage que cette situation peut causer.

6° Les contributions fixées dans le paragraphe 5 seront perçues comme un impôt dû à l'autorité locale; il sera payé tous les six mois dans les caisses de l'autorité locale.

7° Les contribuables auront un droit d'appel contre l'une ou l'autre des méthodes d'établissement de la charge, ou contre le montant de cette charge, par-devant les tribunaux de première instance, dans les quatre semaines de la réception de l'avis, et appel contre la décision des magistrats pourra être fait devant la Cour qui juge ces affaires, dans les deux semaines après cette décision.

La notification de l'appel ne dispensera pas temporairement du paiement.

8° La somme totale des contributions n'excédera pas, chaque année, la dette qui a été contractée par l'autorité locale dans cette année, pour l'intérêt et l'amortissement du capital d'établissement des égouts, aussi bien que pour leur entretien, pour l'entretien de l'installation d'épuration, et pour le curage des égouts et canaux. Si les recettes sont supérieures, les différentes contributions seront réduites proportionnellement.

9° Les détails de construction des égouts sous les propriétés publiques ou privées seront réglés par un arrêté spécial de police.

10° Ce règlement entre en vigueur à partir du jour de sa publication.

XIX. — L'EMPLOI DES ARGILES DES FOSSÉS DE FRAUESTADT POUR L'ÉPURATION DES EAUX RÉSIDUAIRES DES FABRIQUES DE PARAFFINE

Il existe, en très grandes quantités, dans les fossés qui avoisinent la ville de *Frauestadt*, une argile particulière qui a été utilisée avec succès pour l'épuration des eaux acides provenant des fabriques de paraffine. Cette argile existe sous deux formes : une forme bleue et une forme de couleurs variées. D'après *P. Rohland*, la composition chimique de la dernière forme est la suivante :

Eau	2.77
Matières organiques	5.88
Silice	57,45
Acide titanique	1,05
Acide sulfurique	1,55
Acide carbonique	0,44
Argile	18.41
Oxyde de fer	8.21
Oxyde de manganèse	0,08
Chaux	1.46
Magnésie	1,52
Potasse	0,74
Soude	0,40

Des essais ont été entrepris à la station de contrôle agronomique de *Halle sur Salle* par *L. Buhring*, dans le but d'utiliser cette terre pour la purification des eaux acides provenant des *fabriques de paraffine*. Ces eaux, très riches en sels inorganiques, contenaient en outre 176 milligrammes d'acide sulfurique libre par litre, ce qui les rendait très nuisibles pour les oies et les canards qui se trouvaient dans les fossés et les étangs où s'écoulaient ces eaux. En traitant ces eaux par 2 pour 100 des argiles signalées plus haut, la teneur en acide sulfurique libre est tombée à 22^{mgr},4 et 22^{mgr},8 par litre après une demi-heure de contact, et les eaux se sont clarifiées d'une façon définitive.

D'après *P. Rohland*, ces argiles de *Frauestadt* auraient la propriété de fixer en outre très énergiquement les colloïdes et pourraient être employées par suite pour l'épuration des eaux résiduaires de *tanneries*, d'*amidonneries*, de *brasseries*, de *distilleries*, de *fabriques de matières colorantes*, de *sucreries*, etc., qui sont très riches en matières colloïdales.

Une société (Gruben-felder Erwerbs Gesellschaft, à *Frauestadt* et à *Halle*) a entrepris l'exploitation de ces argiles dans ce but.

XX. — L'INSTALLATION D'ÉPURATION DES EAUX RÉSIDUAIRES DE LA VILLE DE FRANCFORT

(D'après H. Uhlfelder et J. Tillmanns. — Mitteilungen aus der Kgl. Prufungsanstalt für Wasserversorgung und Abwasserbeseitigung zu Berlin. Heft 10. Berlin, 1908, p. 211-252.)

L'installation de Francfort est devenue peu à peu une installation de simple décantation naturelle, les essais effectués sur la précipitation chimique ayant montré que ce traitement ne présente aucun avantage.

Pour étudier la marche des dispositifs de décantation, les auteurs se sont livrés à de très nombreuses analyses. Ils ont trouvé que les particules grossières en suspension sont constituées de matières organiques et minérales dans la proportion de deux contre un. Elles sont retenues en grande partie dans les fosses à sable. L'eau, à l'arrivée, renferme 411 milligrammes de matières en suspension, ce qui est un chiffre très faible ; les matières solubles sont constituées par 72 pour 100 de matières minérales et 28 pour 100 de matières organiques.

Pour ce qui concerne l'action clarifiante des bassins, les auteurs ont constaté qu'avec une vitesse de clarification de 5 millimètres on n'obtient pas de meilleurs résultats pratiques qu'avec une vitesse de 10 millimètres. Au contraire, avec la vitesse de 10 millimètres, on a obtenu des boues plus concentrées, plus faciles à traiter, et on réduit au minimum la fermentation de ces boues. Les auteurs ont constaté en outre que, pendant la clarification, les matières organiques *dissoutes* diminuent de 7 pour 100 (sans doute par suite d'actions microbiennes). La clarification enlève 90,1 pour 100 des matières totales en suspension dans l'eau et 91,5 pour 100 des matières organiques en suspension. Des essais effectués sur l'eau du Mein après évacuation des eaux décantées ont montré que la dilution est telle qu'aucune putréfaction ne peut se manifester. En diluant l'eau décantée avec seulement cinq fois son volume d'eau duMein, on n'observe plus d'altération et, pratiquement, la dilution réalisée lors de la vidange des eaux décantées dans le Mein est toujours au moins de 1 partie d'eau décantée pour 128 parties d'eau de fleuve.

Les auteurs résument leurs conclusions de la façon suivante :

1° L'eau des canaux de Francfort est relativement peu polluée ; elle renferme seulement 1152 milligrammes de résidu sec (449^mgr de matières organiques et 805^mgr de matières inorganiques), sur lesquelles on trouve 411 milligrammes en suspension (241^mgr de nature organique et 170^mgr de nature minérale) ;

2° Cette eau est épurée dans les dispositifs de la ville où elle abandonne 80 pour 100 de ses matières en suspension;

3° La clarification dans six bassins donne sensiblement le même résultat que la clarification dans 8, 10 ou 12 bassins; une vitesse de clarification de 10 millimètres à la seconde suffit pour les eaux de Francfort;

4° La puissance de l'installation a plus que doublé à la suite de la reconstruction;

5° L'eau clarifiée, dans les cas les plus favorables, renferme en moyenne 99 milligrammes de matières en suspension (dont 63^{mgr} de matières organiques). L'eau clarifiée pendant 24 heures renferme 90 milligrammes de matières en suspension (dont 56 de matières organiques);

6° Plus de la moitié de ces substances est inséparable par décantation. Il reste au maximum 49 milligrammes de matières précipitables (dont 26^{mgr} de matières organiques);

7° Ces matières encore précipitables sont extraordinairement fines et légères; elles ne peuvent par suite se déposer dans le Mein qu'en partie et seulement aux endroits où il n'y a que peu ou pas de courant. Or, le Mein a encore une vitesse d'au moins 120 millimètres à la seconde, c'est-à-dire 12 fois la vitesse de l'eau dans les bassins de décantation, déjà trop forte pour que ces matières se déposent;

8° Les eaux clarifiées se trouvent diluées dans le fleuve en moyenne 302 fois et au moins 128 fois. La contamination du Mein par les matières organiques en suspension s'élève donc seulement de 0^{mgr},1 par litre, quand les eaux sont de hauteur moyenne, et de 0^{mgr},4 quand les eaux sont basses. Le rapport de contamination n'est changé aussi que de 1 : 142 857 à 1 : 135 270. Les matières organiques en solution sont diluées plus de 2 000 000 de fois, même quand les eaux sont basses. Elles sont par suite rapidement oxydées et détruites dans le fleuve;

9° Les eaux décantées ne se putréfient plus dès qu'elles sont mélangées avec 5 fois leur volume d'eau du Mein. Avec une dilution au 1/20, on ne constate plus de formation appréciable d'hydrogène sulfuré;

10° La teneur en oxygène de l'eau du Mein, assez élevée par elle-même, est à peine modifiée par l'arrivée des eaux décantées de la ville de Francfort.

XXI. — ÉPURATION DES EAUX RÉSIDUAIRES DE PAPETERIE

(D'après Sjollema. — Chemisch Weekblad, n° 5, 6. Ig 19 Déc. 1908. et Wasser und Abwasser, 1909, n° 8, p. 595.)

L'auteur propose, pour l'épuration de ces eaux résiduaires, l'addition de superphosphates, de manière à former un précipité colloïdal de phosphate tricalcique avec la chaux que ces eaux contiennent, précipité qui englobe toutes les matières en suspension. On élimine ainsi un tiers des matières organiques, et le liquide filtré peut être ensuite traité soit par l'épandage. soit par les méthodes biologiques. Quant au précipité, il possède une valeur appréciable comme engrais.

Les résultats obtenus par l'auteur ont provoqué une discussion à laquelle ont pris part *Wigersma* (Chem. Weekblad, n° 2, 6 lg.) et *Roest*. *Wigersma* a fait remarquer l'importance que présente cette question. Il y a dans la province de *Gronigen* sept cartonneries qui évacuent ensemble, chaque semaine, 1 million de kilogrammes de matières organiques avec leurs eaux résiduaires. Toutefois, d'après *Wigersma*, le côté financier ne se présente pas sous un jour très favorable : il faut, en effet, 2500 kilogrammes de superphosphate par 1000 mètres cubes d'eau, et on obtient un précipité de 4500 kilogrammes. Il faut, en outre, des bassins de décantation, des presses, et on n'obtient qu'un engrais de valeur égale à celui qu'on a utilisé pour la précipitation. *Wigersma* propose, pour réduire les frais, de lessiver par diffusion la substance dans les appareils où la paille est chauffée avec le lait de chaux, afin d'avoir une eau résiduaire plus concentrée.

Roest trouve également trop coûteuse la méthode de *Sjollema*. Il propose un procédé utilisé à la cartonnerie de *Leeuwarden*, et basé sur l'emploi de l'argile comme agent de clarification. Avec une dose de 1,5 pour 100 d'argile, les matières en suspension sont très rapidement précipitées, et on obtient un résidu très ferme qui possède une grande valeur comme engrais.

XXII. — ÉPURATION DES EAUX DE FÉCULERIE PAR LES PROCÉDÉS BIOLOGIQUES

(D'après Zahn. — Mitteil. d. k. Prufungsanstalt f. Wasserversorgung und Abwässerbeseit. 1908, H. 10, 34, p. 13.)

L'auteur a fait des essais sur les eaux de lavages de la fécule d'une féculerie travaillant par jour 500 quintaux de pommes de terre. Les eaux passaient d'abord dans deux bassins successifs de décantation, contenant respectivement 300 et 30 mètres cubes. L'eau qui sortait de ces bassins avait une réaction acide, et n'était pas en putréfaction. On a essayé la méthode par simple ou double contact, avec des lits de scories ou de sable. Les scories grossières n'ont produit qu'une épuration de 21 pour 100 : les scories fines ont donné de meilleurs résultats ; l'épuration a atteint 55 à 59 pour 100, mais l'eau était encore putrescible. L'effet épurant a été bien supérieur dans les lits de sable : la diminution de l'oxydabilité a atteint 82,5 pour 100 en faisant suivre le traitement sur les lits de scories d'un traitement sur un lit de sable. L'eau obtenue après épuration n'était pas putrescible.

ETATS-UNIS D'AMÉRIQUE

XXIII. — REPORT OF AN INVESTIGATION OF WATER AND SEWAGE PURIFICATION PLANTS IN OHIO, 1906-1907

888 pages, figures et plans d'installation. — Columbus (Ohio), 1908.

Depuis 1895, le Conseil d'hygiène de l'*État d'Ohio* (*Ohio State Board of Health*) doit donner son avis sur les projets d'installations ou modifications de ces installations soumis par les municipalités pour la purification des eaux potables et l'épuration des eaux d'égout.

En 1897, le Conseil commença une étude systématique des conditions sanitaires des cours d'eau de l'État d'Ohio et publia dans cinq rapports annuels les résultats de ses enquêtes.

La question de la purification des eaux de boisson est très importante dans cet Etat. Les eaux souterraines pures ne peuvent pas être obtenues en bien des villes, et même, dans celles qui sont les plus favorisées, la quantité qu'elles peuvent se procurer est insuffisante pour une grande agglomération. Aussi les villes doivent-elles puiser dans les lacs ou les cours d'eau. Actuellement 70 pour 100 de la population desservie par une distribution publique consomme des eaux de surface, et, avec le rapide accroissement des villes, la plupart de celles qui emploient les eaux souterraines devront recourir aux eaux des fleuves.

La conclusion des rapports mentionnés plus haut est qu'il n'existe aucun fleuve ou rivière dans l'Ohio dont les eaux soient assez pures et suffisamment garanties contre la contamination pour être employées en distribution d'eau potable. Une eau peut être claire, limpide et inodore et pourtant dangereusement polluée. On ignore jusqu'à quel point les déversements d'eaux d'égout peuvent contaminer un fleuve. Ainsi, on a montré que les eaux d'égout de *Chicago* créaient une pollution encore sensible à *Saint-Louis*.

Bien des projets approuvés par le Conseil ont dû être profondément modifiés pendant la construction des installations et souvent au détriment des résultats obtenus. Aussi, au début de 1906, une loi fut-elle votée, par laquelle le Conseil d'hygiène devait visiter toutes les installations existantes et devait consigner, avant le 1er mars 1908, dans un rapport, toutes ses observations sur les méthodes employées et leur efficacité. Il était prévu pour ce travail une dépense de 37 500 francs. Le rapport qui vient d'être publié comprend deux parties.

Eaux potables. — Dans la première, M. *Philip Burgers* examine les installations de purification des eaux de distribution et donne les conclusions suivantes :

Pour que la purification soit obtenue, il faut trois conditions : connaître l'eau à purifier, établir une installation appropriée et obtenir un fonctionnement efficace. Il est nécessaire qu'une autorité centrale, en l'espèce, le Conseil d'hygiène, ait le contrôle permanent de ces installations, pour assurer leur bon fonctionnement, car les projets les mieux conçus peuvent ne pas permettre d'obtenir une eau potable, et donnent au consommateur une fausse sécurité.

Il y a une relation très étroite entre la pollution des cours d'eau et la purification de ces eaux. Le degré de purification microbienne qui peut être pratiquement obtenu pour une eau est limité, et il est nécessaire d'éliminer autant que possible toute cause de pollution, même si l'eau doit être purifiée avant d'être distribuée. Un des résultats de l'enquête a été d'obtenir une cordiale coopération des directeurs des services des eaux qui ont généralement souhaité avoir des renseignements sur les résultats qu'ils obtenaient et aussi des conseils pour les améliorer.

On emploie dans l'Ohio trois méthodes de purification : la filtration naturelle, la filtration sur sable et la filtration mécanique.

La *filtration naturelle*, lorsqu'elle est efficace et bien contrôlée, est le procédé dont les frais d'installation sont comparativement le moins élevés. Ses frais de fonctionnement restent les mêmes que si l'eau était distribuée sans purification. L'eau peut être recueillie et accumulée dans des galeries filtrantes et coule par gravitation dans un puits d'où elle est pompée. Elle peut être aussi recueillie dans des puits filtrants. Ce procédé peut donner de bons résultats pour une petite ville, mais, dans les grandes agglomérations, il ne peut être adopté à cause de la difficulté de contrôle et de l'impossibilité d'être fixé d'avance sur la qualité et la quantité des eaux qu'on peut ainsi obtenir.

Il n'y a pas dans l'Ohio d'eaux suffisamment limpides pour pouvoir être purifiées sur *filtres à sable* sans traitement préalable.

Le procédé généralement en usage est la *filtration mécanique.* L'eau est d'abord traitée par un coagulant, l'alun ou le sulfate ferreux et la chaux, décantée, puis filtrée. L'alun donne une eau mieux décolorée et plus limpide; quoique plus coûteux il sera préféré pour les petites villes. Le sulfate ferreux et la chaux demandent plus de soins dans leur emploi, mais ils sont peut-être plus économiques pour les grandes installations. Les filtres sont du système rapide, dit américain, avec dispositif pour le lavage intermittent de la surface filtrante.

Le prix du traitement varie de 4 fr. 95 à 15 fr. 54 pour 1000 mètres cubes.

Certaines villes comme *Columbus* construisent des installations pour adoucir l'eau par traitement par la chaux avant la filtration.

Quant aux résultats obtenus dans ces diverses installations, ils sont des plus variables. Dans certaines, l'eau brute contenait 40 000 germes par centimètre cube et l'eau filtrée en renfermait moins de 100 par centimètre cube : le *B. coli* était complètement éliminé. Dans d'autres, au contraire, bien que l'eau de rivière ne contînt que 5200 germes, on en retrouvait dans l'eau filtrée 210 par centimètre cube, parmi lesquels le *B. coli*. Tous les cas intermédiaires se sont présentés.

Eaux d'égout. — M. *Elliott Kimberley* décrit avec grands détails toutes les installations existant en 1907.

Les méthodes de traitement sont très diverses :

a. Précipitation chimique seule ;

b. Irrigation sur le sol ou sur les filtres du sable artificiels sans traitement préalable ;

c. Irrigation sur le sol ou sur les filtres de sable artificiels après traitement préliminaire dans les bassins de décantation ou les fosses septiques ;

d. Lits bactériens de contact avec traitement préliminaire dans les bassins de décantation et les fosses septiques ;

e. Filtres continus avec traitement préliminaire dans les bassins de décantation ou les fosses septiques.

Le développement de ces installations est très rapide : en 1905, il n'y en avait que 24, tandis que, en 1907, 58 fonctionnaient, 8 étaient en construction et plus de 50 en projet. En 1907 les installations existantes traitaient les eaux d'égout provenant de 270 000 habitants, soit 12 pour 100 de la population urbaine et 7 pour 100 de la population totale de l'État d'Ohio.

L'épuration des eaux d'égout a été décidée pour des raisons diverses : prévention de nuisances locales, plaintes de propriétaires riverains des cours d'eau en aval du rejet des eaux d'égout, protection des eaux de distribution publique ou des laiteries.

Dans un grand nombre de villes, les égouts sont du système séparatif et ceci est très important, car, lorsqu'on doit en épurer les eaux, il y a lieu d'en exclure celles du sous-sol et de la surface, surtout lorsque la distribution des eaux sur les appareils d'épuration est automatique ou lorsqu'il est nécessaire de relever celles-ci avec des pompes. Il est donc indispensable de drainer le sol au-dessous des égouts, et d'assurer l'étanchéité des joints des canalisations. Il faut aussi que le sol soit bien préparé pour leur assurer une fondation solide et que la plus grande attention soit apportée aux raccordements des tuyaux de descente des maisons.

Ce volume varie par temps sec suivant les villes, de 204 à 1 589 litres par habitant. Dans les petites installations particulières il a été de 82 à 958 litres par habitant.

Le volume des eaux d'égout est pratiquement toujours augmenté pendant les orages ou pendant les longues périodes de pluies.

Toutes les villes visitées rejetaient simplement des eaux domestiques, une seule admettait dans la canalisation des eaux résiduaires ferrugineuses et acides.

Le premier traitement subi par les eaux d'égout est le passage au travers de grilles. L'usage a montré que pour être durables et faciles à nettoyer, les grilles doivent être formées de barreaux ronds en fer de 6 à 12 millimètres de diamètre et écartés de 12 à 18 millimètres.

La *précipitation chimique* a été appliquée dans deux villes à une époque à laquelle le traitement bactérien était peu connu. Les résultats en sont peu satisfaisants. Par suite de l'accroissement de la population, les bassins de décantation deviennent insuffisants et l'eau traitée contient autant de matières en suspension que si elle était simplement décantée. La chaux y est employée à la dose de 195 milligrammes par litre. De plus les analyses ont montré l'action dissolvante de la chaux sur la matière organique en suspension, d'où il résulte que souvent l'effluent contient une plus forte proportion de matières organiques putrescibles que l'eau brute décantée. La précipitation par la chaux ne donne dans ces villes qu'une grossière clarification et un effluent à odeur mauvaise qui cause une sérieuse nuisance. A côté de ce fait que la précipitation chimique est un simple traitement préliminaire, il faut signaler que les boues produites sont très putrescibles et difficiles à traiter.

A *Oberlin* on emploie la chaux et le sulfate ferreux, mais l'addition irrégulière des réactifs et le manque de dispositifs appropriés pour obtenir leur mélange intime avec les eaux font que si les résultats sont très bons à certains moments, à d'autres ils sont tout à fait inférieurs.

Les *bassins à graviers* (grit chambers) où se déposent les matières minérales lourdes, sont peu utiles avec les égouts à système séparatif, et même ils se montrent plutôt nuisibles, car ils retiennent une grande quantité de matières organiques putrescibles.

Le traitement préliminaire des eaux d'égout en *fosse septique* est le plus employé dans l'Ohio. Les fosses ont une capacité variant de 10 à 4540 mètres cubes. Etablies à l'origine de façon que les eaux y séjournent de 16 à 24 heures, l'accroissement du volume a fait que le temps de passage au travers des fosses est, dans quelques cas, très court; ce temps varie de une demi-heure à 51 heures suivant les installations. Les nouveaux projets sont établis d'après les expériences de *Columbus*, en prévoyant un séjour de 8 heures. La plupart de ces fosses ne sont pas couvertes, car il est reconnu que la couverture ne procure aucun avantage comme efficacité. Dans quelques cas cependant, on a pu, en recouvrant les fosses, diminuer les odeurs. L'adoption de fosses couvertes ou non ne doit pas être une question de principe, mais dépend de la situation de l'installation et de la composition de l'eau d'égout traitée. Lorsque, pendant leur séjour en fosse septique, les eaux donnent une écume permanente, il y a quelque avantage à couvrir la fosse pour préserver cette écume contre les intempéries et éviter les odeurs, car les matières organiques qui composent cette écume ne pourront pas s'oxyder, étant très souvent immergées par la pluie, la neige et le vent. De toutes façons il est indispensable que les couvertures ou voûtes des fosses septiques soient établies de façon que les fosses soient facilement accessibles et visitables, pour se rendre compte de l'accumulation des boues.

Dans les premières installations, on avait cru utile d'aérer l'effluent des fosses septiques; mais l'expérience a montré que cette précaution était de peu d'importance pour l'épuration finale et que, de plus, dans certains cas, on accroissait les odeurs et qu'en hiver on refroidissait les eaux. Nos connaissances actuelles sur la fonction des fosses septiques, d'après les expériences de *Columbus*, nous font juger que la partie liquide des eaux d'égout n'est pas sensiblement modifiée pendant le passage dans ces fosses dans lesquelles se font le dépôt et l'hydrolyse partielle des boues en suspension.

On a souvent avancé que les fosses septiques devraient être établies de façon à obtenir l'anaérobiose complète, c'est-à-dire l'absence d'oxygène dissous dans les eaux. Cette condition ne semble pas indispensable, car bien des effluents en contiennent encore et il est certain que les microbes qui agissent dans l'hydrolyse de la matière organique ne sont pas exclusivement anaérobies, mais le plus souvent des anaérobies facultatifs.

Les différences constatées dans l'efficacité des fosses septiques dans l'Ohio sont dues à des causes diverses dont la principale est le manque de souplesse, par suite de l'invariabilité de la capacité de ces fosses vis-à-vis de variations très grandes du volume des eaux qu'elles reçoivent. Par les afflux considérables, non seulement les matières en suspension ne se déposent pas, mais les eaux entraînent des matières déjà déposées. Il y a lieu de signaler que l'entrée et la sortie des eaux doivent se faire par déversoirs pour éviter l'obstruction des conduites.

On a reconnu par quelques essais qu'il serait recommandable de soumettre l'effluent des fosses septiques à une deuxième décantation pour en séparer les matières en suspension finement divisées qu'il contient encore.

Dans toutes les installations, l'évacuation des boues n'a causé aucune difficulté sérieuse : elles ne dégagent que très peu d'odeurs, se sèchent et s'oxydent très rapidement en se transformant en humus noir. Cet enlèvement a été effectué le plus souvent tous les six mois.

L'épuration se fait par passage au travers de filtres composés de matériaux à grains fins ou à grains gros.

Dans la première classe, l'auteur range l'irrigation sur sol naturel avec filtration sur sable ou sur coke fin en cendres. L'inspection des installations visitées a montré d'une façon évidente qu'on ne pouvait obtenir une épuration suffisante que si on tenait compte du principe de l'*intermittence* dans les immersions des filtres. Il est indispensable que les déversements soient séparés par des espaces de temps suffisants; autrement on a une filtration simple et pas d'épuration, l'effluent est putrescible. Dans ce but les *siphons automatiques* ont donné de très bons résultats. Le plus souvent, la surface du sable devait être labourée et ratissée deux fois par an; pendant l'été on enlevait à de plus fréquents intervalles les plantes qui s'y étaient développées. Quelquefois le sable a dû être renouvelé en partie ou en totalité. Partout où les déversements étaient intermittents, la porosité était maintenue par l'effet de l'air et du soleil sur les dépôts de la surface. A *Clyde* où les eaux d'égout sont très diluées et très oxygénées, on a obtenu des résultats satisfaisants, même en employant la filtration continue comme pour les eaux potables.

Lorsque les eaux d'égout brutes sont épurées sans traitement préalable, les matières en suspension sont volumineuses et forment une couche à la surface, tandis que les effluents du traitement chimique ou des fosses septiques contiennent des matières gélatineuses qui pénètrent plus ou moins profondément dans le sable. Dans le premier cas, un ratissage suffit pour le nettoyage, dans le second il est nécessaire de renouveler les couches superficielles. Le traitement par le sulfate de cuivre a permis de détruire les végétations d'algues qui causaient le colmatage de la surface du sable.

Deux essais d'*irrigation sous la surface du sol* ont donné de mauvais résultats à cause de la nature des terrains qui ne se prêtait pas à cette opération.

Le taux de filtration par le sable varie dans des proportions considérables depuis 20 litres jusque 1360 litres par mètre carré et par jour. D'une façon générale, le traitement préliminaire permet l'épuration d'un volume double de celui qui est admissible avec l'eau d'égout brute. On peut dire que, sur un hectare de filtres à sable bien construits, on peut traiter les eaux d'égout brutes provenant de 1200 à 1500 habitants. Lorsque les eaux auront subi un traitement préparatoire, la même surface sera suffisante pour 2400 à 3000 habitants.

On a pu cultiver avec succès le blé sur certains filtres, mais cette pratique n'est pas à encourager : lorsqu'il y a des cultures, l'épuration des eaux est négligée.

D'une façon générale, l'efficacité des filtres à sable dans l'Ohio est satisfaisante. Quelques défectuosités ont été signalées et seront supprimées.

Les filtres de matériaux à grains fins ne sont employés que dans les petites installations. Lorsque celles-ci sont plus importantes, on a construit des filtres de matériaux à gros grains pour obtenir l'épuration par lits de contact ou par lits à percolation.

Dans deux villes, l'effluent des fosses septiques est rendu non putrescible après un simple contact, au taux de 900 litres par mètre carré et par jour (lits de 1 m. 20 de profondeur); les eaux d'égout y sont diluées et très oxygénées. Dans d'autres villes, l'effluent des fosses septiques contenait une telle proportion de matières en suspension qu'il y a eu rapidement perte de capacité des lits. Les matériaux sont constitués par des scories ou des pierres calcaires.

Un filtre continu construit en fragments de grès cassé sur 3 mètres de hauteur donne de bons résultats. L'effluent des fosses septiques y est déversé par des goulottes horizontales, donnant cependant une mauvaise distribution. Des lits de contact formés de coke ont été transformés en lits continus (hauteur 0 m. 90). Dans une autre installation l'effluent du premier lit est traité sur un second lit de 1 m. 80 de hauteur; malgré cela l'épuration n'était pas aussi bonne qu'elle aurait dû l'être si les appareils distributeurs avaient été surveillés et maintenus en bon fonctionnement.

L'auteur insiste longuement sur la nécessité d'une surveillance active des installations d'épuration d'eaux d'égout. De mauvais résultats sont obtenus souvent par la négligence ou l'ignorance des agents. Il signale aussi que, par suite de l'accroissement rapide des villes américaines, les installations deviennent insuffisantes et on doit toujours prévoir leur augmentation. Les frais de fonctionnement et de nettoyage varient beaucoup. Les appareils automatiques doivent surtout être soigneusement surveillés.

Le prix de l'installation a varié de 3 fr. 10 à 200 francs par habitant. Il est en général d'autant plus élevé que l'installation est plus petite. Les frais de fonctionnement ont été de 0 fr. 30 à 5 fr. 30 par habitant en 1907.

Dans ses conclusions l'auteur appelle l'attention sur l'obligation d'étudier chaque cas particulier, car il n'y a pas de méthode générale pour l'épuration des eaux d'égout. La surveillance et le contrôle des installations doivent être fréquents. Il ajoute qu'il est nécessaire d'éduquer les personnes chargées de la direction de ces travaux et qu'on doit rechercher les moyens d'obtenir l'épuration la plus parfaite possible pour éviter la pollution des cours d'eaux.

M. *Elliott Kimberley* examine enfin les moyens de stériliser les effluents des installations d'épuration d'eaux d'égout. Les résultats de ses expériences montrent qu'on peut obtenir la stérilisation par le *sulfate de cuivre* et par le *chlorure de chaux*. L'emploi du sulfate de cuivre dépend du degré d'épuration de l'eau et exige une durée d'action plus grande que celle du chlore qui est moins influencée par la présence de matières organiques. A la dose de 15 milligrammes de sulfate de cuivre par litre, le B. coli a été détruit après une action de trois heures, le même résultat a été obtenu avec 4 milligrammes par litre de chlore actif après une heure. Dans ce dernier cas le coût du traitement est moitié moindre qu'avec le sulfate de cuivre. Avec des effluents moins épurés, il faut augmenter beaucoup la dose de sulfate de cuivre et proportionnellement moins celle de chlorure de chaux.

XXIV. — DÉVERSEMENT DES EAUX D'ÉGOUT DE « PAISSEC VALLEY » DANS LA BAIE DE NEW-YORK

(D'après « The Engineering Record », 10 avril 1909).

Les ingénieurs de la « *Passaic Valley Sewerage Commission* » ont préparé un projet de traitement des eaux des égouts du district, le long de la *Passaic River*, dans le *New-Jersey*, avant leur rejet dans la baie de *New-York*.

A l'extrémité de l'émissaire principal, près de la station des pompes, l'eau d'égout s'écoulera d'abord dans un bassin dans lequel se déposeront les matières les plus lourdes, puis au travers de grilles pour arrêter les matières flottantes plus ou moins volumineuses. Les dernières grilles auront leurs barreaux espacés de 12 millimètres. Puis les eaux entreront dans des bassins de décantation, de largeur suffisante pour que la vitesse moyenne soit de 75 millimètres par seconde, et d'une longueur telle que les matières en suspension puissent se déposer; les matières flottantes seront retenues par des planches placées à la surface de l'eau. Les eaux seront alors envoyées par des pompes en un point de la baie de New-York où on se propose d'en faire la dispersion au moyen d'une série d'orifices à 12 mètres au-dessous du niveau de l'eau en basse marée moyenne.

A l'extrémité de la canalisation de refoulement, l'eau sera répartie en 4 tuyaux de décharge espacés d'environ 30 mètres, posés dans des tranchées sur le fond de la baie, et d'un diamètre décroissant de 1 m. 80 à 0 m. 60; ces tuyaux de décharge seront terminés par un grand nombre de tubes espacés les uns des autres. La surface exigée pour la dispersion par ce système de tuyaux sera approximativement de 1 hectare 1/2 sur le fond.

Les dispositifs proposés permettront de retenir la plus grande partie des matières en suspension. Les matières organiques en suspension très fine et les matières organiques dissoutes seront minéralisées ou absorbées par les différentes formes de la vie marine.

La dispersion proposée est basée sur le mélange des eaux usées de 1000 habitants avec au moins 150 litres par seconde d'eau courante de la baie, ce qui est amplement suffisant si on compare avec l'expérience du canal de Chicago où la dilution actuelle est seulement de 76 litres par seconde de l'eau du lac Michigan par 1000 personnes, même sans sédimentation ni criblage des eaux d'égout.

L'exécution de ce projet assurera l'absence de matières en suspension flottantes ou se déposant dans la baie de New-York, ainsi que l'absence d'odeurs de putréfaction et de coloration des eaux.

XXV. — DÉVERSEMENT DES EAUX D'ÉGOUT DANS LE PORT DE BOSTON

(D'après « The Engineering Record », 10 avril 1909).

Les eaux d'égout de la ville de *Boston* sont envoyées dans l'île Moon, devant le port, où elles sont emmagasinées dans des réservoirs d'où elles s'écoulent à la mer pendant la deuxième et la troisième heure de la marée descendante. Par suite de l'accroissement de la ville, on dut d'abord doubler la capacité des bassins, puis envoyer une partie des eaux dans l'île *Peddocks*. Le volume moyen d'eau d'égout envoyé dans cette dernière île est de 152 000 mètres cubes par jour; dans l'île *Moon* il est de 450 000 mètres cubes par jour.

Le *State Board of Health de Massachusetts* a fait une enquête pour déterminer l'importance de la contamination des eaux du port de Boston par le rejet des eaux d'égout à la mer. Les recherches chimiques et bactériologiques ont montré qu'à la marée descendante les eaux du port intérieur sont plus contaminées qu'aux autres environs de l'île Moon, excepté dans le courant étroit des eaux se déversant dans la mer jusqu'à deux milles et demi de l'île. De même pour la marée montante. De nouvelles recherches ont permis de déterminer l'étendue de la contamination et ont montré que l'effet du déversement des eaux à l'île Moon n'est marqué que sur une surface déterminée le long du courant créé par ce déversement dans la mer, et que la partie extérieure de cette surface, dont la plus grande n'excède pas deux milles et demi en longueur et 1/2 à 3/4 de mille en largeur; seulement pendant la marée descendante l'eau est notablement plus polluée que l'eau du port intérieur.

A l'île *Peddocks* où l'eau d'égout se déverse dans la mer par petites quantités et continuellement, quelle que soit la marée, l'effet sur les eaux du port est beaucoup moins marqué que celui du déversement des eaux à l'île Moon.

Le *State Board of Health* conclut qu'il n'y a pas lieu actuellement d'imposer de nouveaux travaux pour prévenir une pollution plus grave des eaux du port de Boston.

TABLE DES MATIÈRES

DOCUMENTS

ALLEMAGNE

ÉTATS-UNIS D'AMÉRIQUE

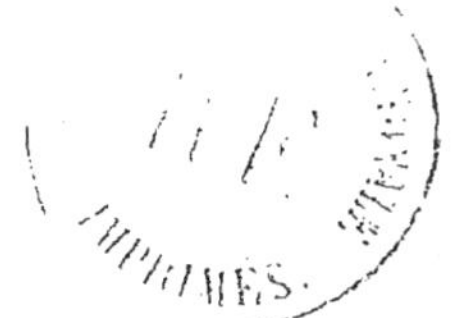

TABLE DES PLANS ET FIGURES

Pages.

PLANS

FIGURES

65132. — Imprimerie LAHURE, rue de Fleurus, 9, à Paris.